Hiroshi Yamane 山根 寛

臨床 作業療法

作業を療法としてもちいるコツ

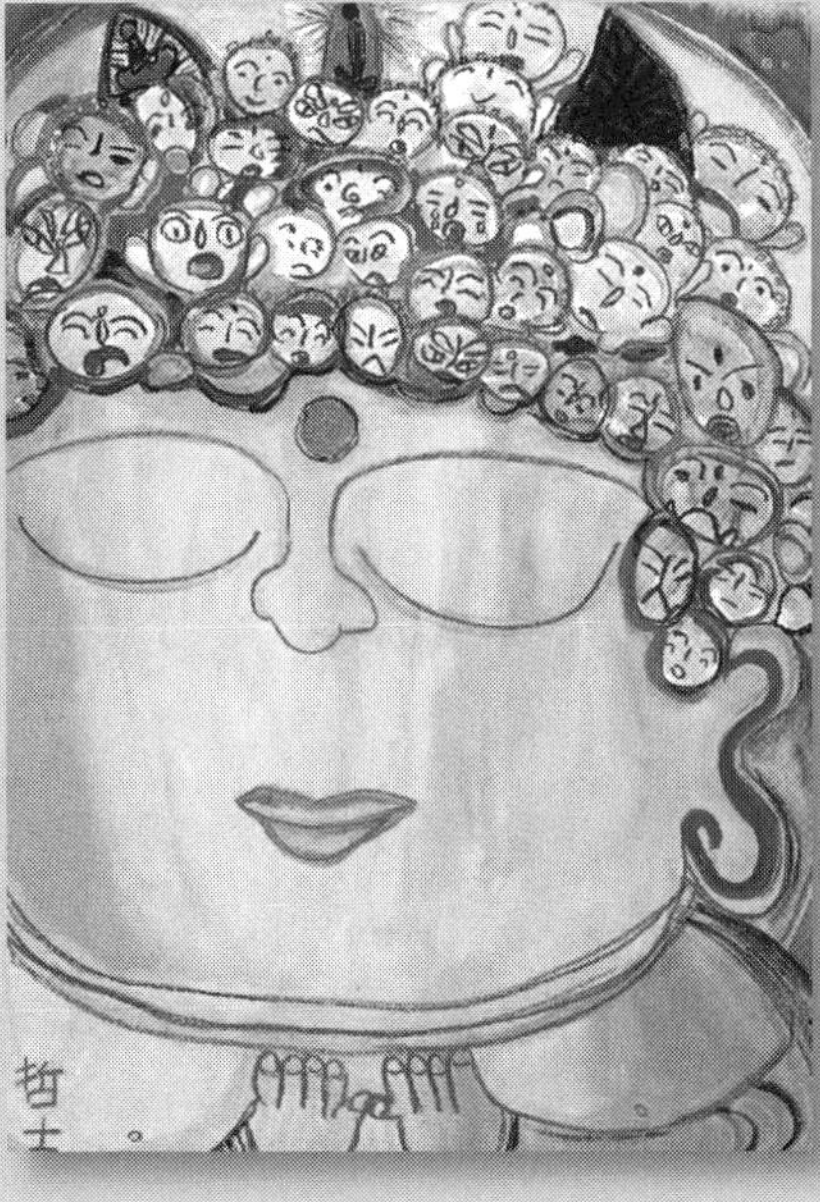

金剛出版

目次

序にかえて　9

なぜ「臨床作業療法」？　9
わからないことばかり／だれも知らない新しい領域／欧米ですら、ましてや／だからこそ臨床作業療法／臨床の覚え書きとして

第一章　身体そして作業　23

わたしという身体と作業　26
ただ一つの身体として／二つの情報／感覚する身体／知覚のカテゴリー化―状況や体験の括り／行為する身体／たとえばリンゴを

病気・障害と作業・身体　46
この奇妙な物を切り取って／手が飛んでいきそう／もう……かまわないでください／回復は作業を通して

作業療法における作業とは　57
作業（occupation）の語源／作業の分類

第二章　作業をもちいる療法の基本　65

作業をいとなみ作業がつむぐ　66

平凡で豊かな日常性／贈られた命を生かす／治る、治すより病いを生きる／ウィークネスからストレングスへ／リカバリーという視点

病気や障害のとらえ方　78

病状―こころの声、からだの声／障害―環境との相互性／ICF―人間と環境の相互性

作業療法のしくみ―治療・援助形態　83

個人作業療法―一対一とパラレル／集団作業療法―ひとの集まりを生かす／対象にあわせたシステムプログラム

回復状態と作業療法　88

早期―病状の安定、遷延化防止／回復期前期―現実移行、心身の基本機能回復／回復期後期―自律と適応／維持期―生活の質／緩和期―人生の括り

作業療法導入のコツ　98

作業療法における評価の視点　100

他の治療との関係　101

身体療法と作業療法／精神療法と作業療法／心理教育と作業療法／行動療法・認知行動療法と作業療法／生活技能訓練と作業療法／芸術療法と作業療法／園芸療法と作業療法／回想法と作業療法／レクリエーション療法と作業療法

第三章　作業をつかう　115

作業で護る―安心・安全の保障　117

視線の被爆から護る—作業の具現化／心理的距離を保つ／脳機能課題による病状の軽減

作業で満たす—基本的欲求の充足 123

退行欲求を満たす／依存欲求を満たす／自己愛を満たす

作業で取りもどす—心身の基本機能 128

自己と身体の関係性の回復／適応的な発散／生活リズムの回復／心身の基本的な機能の回復

作業で知る—作業遂行特性 135

構成的作業をもちいた面接／投影的作業をもちいた面接

作業で学ぶ—普通のことの確かな感覚 145

生活に楽しみと潤いを／自分の居場所をもつ／現実検討は作業を通して／人との距離を学ぶ／自我の育ちも作業を通して

第四章　作業療法の臨床 157

統合失調症圏の障害 158

何が体験されるのか／原因と一般的な治療／作業療法の実際

気分（感情）の障害 170

何が体験されるのか／原因と一般的な治療／作業療法の実際

神経症性の障害 183

何が体験されるのか／原因と一般的な治療／作業療法の実際

パーソナリティの障害　188
何が体験されるのか／原因と一般的な治療／作業療法の実際
摂食障害　196
何が体験されるのか／原因と一般的な治療／作業療法の実際
精神作用物質による障害　203
何が体験されるのか／原因と一般的な治療／作業療法の実際
アスペルガー障害　209
何が体験されるのか／原因と一般的な治療／作業療法の実際
第五章　作業療法臨床のコツ　217
作業療法の原則　219
主体性は奪わないもの／失敗しないことより失敗に終わらせない／できないことよりできることから／配慮はしても遠慮はしない／正すより、添ってみる／作業を生かす言葉、言葉を生かす作業／身をもって知る、分かる／よい知覚のカテゴリー化／人の脳を使う／早く短いにとらわれない
あとがき　235

臨床　作業療法

序にかえて

なぜ『臨床作業療法』？

ひとは生きるために作業をする。作業することで成長する。作業することで不安を軽減し、生活を楽しむために作業をする。作業療法は、そのだれもが生きるために日々おこなっている生活のいとなみ、生活行為を治療・援助の手段とし、生活を構成するさまざまな作業をもちいて、たとえ生活機能に障害があったとしても、その人にふさわしい生活を送るために必要な作業行為ができるよう手を添える。

ひとにとって生活行為とは何か、ひとが作業するとはどのようなことか、生活行為を手段とし、作業をもちいる療法とはどのようなものなのだろうか？　序のかわりに、今ではすっかりわたしの生活そのものになってしまった、作業療法について、またどうして本書の題名が『臨床作業療法』なのかについて、わたしと作業療法との出会い、臨床での体験を通して、紹介する。

わからないことばかり

わたしが、生活行為を手段とする療法、作業療法という職業があり、その資格を取るための学校があるということを知ったのは、一九七八年が終わろうとする十二月の半ばだった。はじめて『作業療法[注1]（occupational therapy）』ということばを聞いたとき、それまでの治療医学とは何か違うものがありそうな、そんな予感がした。

年明けの二月に入学試験があるという。作業療法が何かもよくわからない。とにかく一度受験して様子を見てみようと思い、二か月あまりの準備で、何かありそうという予感（直感）に惹かれるままに入学試験を受けることにした。

受験二日前に父が脳梗塞で倒れて入院した。当時、大阪に住んでいたので、受験をあきらめて父の様子を見に（島根県まで）帰ろうと実家にかけた電話に、「今すぐ帰っても、お父さんが治るわけじゃあなあけぇねえ。あんたが決めたことをしてから、ゆっくり帰ってきたらええ」と母が言った。

それが転機だったのかもしれない。受験を済ませて父に会いに帰った。運良く入学がきまり、四月から三十路の子連れ学生生活が始まった。しかし、はじめて歩む道とはいえ、わからないことばかりだった。

学んでいるときも、そして臨床に携わるようになってからも、

作業療法でもちいる『作業（occupation）』とはなんだろう？

ひとが作業するとき、精神や身体に何が起きるのだろう？

作業の過程や結果は何を意味するのだろう？

ひとと人が作業を介してかかわるとはどういうことなのだろう？

『作業療法（occupational therapy）』って本当になんだろう？

『作業（occupation）』にどのような意味やはたらきがあるのだろう？

『作業（occupation）』をもちいた治療とはどうするのだろう？


と、わからないこと、知りたいことばかりだった。

そうした、つきない興味や関心とともに、次々と湧いてくる疑問を解く系統だった書物も、そうした疑問に答えてくれる先達もいなかった。

もっとも悩んだのは、作業療法の効果とは何か、作業療法は本当に有効なのだろうかということだった。そんなわからないことだらけなのに、チェインジキャリア[注2]した新しい学びの道には、それまでとは異なる出会いや発見があるような、ときめきとわくわく感に満ちていたのも事実である。今にして思えば、それはわたし自身の作業療法の扉が開いたときだったのだろう。

学びのはじめに、「治療医学は疾患を対象とするが、作業療法は障害がある人とその生活を対象とする、そして、『作業（occupation）』と『集団の力（group dynamics）』『自己の治療的利用（the therapeutic use of self）』をかかわりの手段に、人々の健康な生活を促進する」と教わった。

また、米国作業療法の父と言われたダントン（Dunton）[注3]（一八六八〜一九六六）の「人間にとって作業は水や食物と同じように必要なものである」いうことばや、ライリー（Reilly）[注4]（一九一六〜二〇一二）が作業療法の共通理念（仮説）としてあげた「ひとは心と意志に賦活されて両手を使うとき、それによって自身を健康にすることができる（Man, through the use of his hands as they are energized by mind and will, can influence the state of his own health）[(1)]」といったことなど、作業療法の基本理念とでもいえるものを教わった。

そうした理念を抱いて、志し高く、精神科主体の総合病院で臨床を始めたのが一九八二年、三三歳の春のことだった。

だれも知らない新しい領域

わたしが就職した一五〇〇床（精神科病床数約一一〇〇床、一般病床数約四〇〇床）あまりの病床数を有する精神科を主体とした総合病院には、医師や看護関係をはじめ七〇〇名ほどの職員が勤務していた。総合病院として理学療法部門は開設されていたが、作業療法は精神科作業療法の認可取得にむけた準備が始められたばかりで、身体障害作業療法は未開設であった。まだ、だれ一人として新しい『作業療法（occupational therapy）』を知っている者はいなかった。それまで作業をもちいるかかわりは、生活療法で[注5]『しごと療法』もしくは『あそび療法』としておこなわれていた。

そうした生活療法の知識や経験しかない人たちにとって、療法として処方を受け、生活史や現病歴、心身の機能などを評価し、治療計画を立てて実施することで、診療報酬を得る作業療法があるなど、だれも予想もできなかったものと思われる。

一九八〇年代初頭の精神科病院で、一般の職員はともかくとしても、他の医療従事者たちが理解していた作業療法は、寛解した患者に、遊びや娯楽などと併せて、病院内の作業や、業者委託の仕事などをさせるといったものであった。

実際に生活療法で『しごと療法』としておこなわれていた作業は、紙袋に持ち手の紐をつける作業や箱折り、学習雑誌の付録の袋詰め、新聞の折り込みのような下請的な内職作業、そして本来なら病院の職員がしなければならない配膳や清掃、カルテ整理など、院内のさまざまな業務・雑務、さらに食料生産を主目的とした農耕園芸、退院可能なくらいに回復した患者が外勤作業と称して近隣の職場に出向いて働く仕事などであった。

そのような状況のなかで、『作業療法（occupational therapy）』と生活療法の作業（仕事）との違いを問われ、さらに『作業（occupation）』をもちいる意味や効果を問われながら、三三歳の新人の作業療法士の試行と思考の日々が始まった。

精神科病院という異境の地に迷い込んだような旅の道連れは、同期で学んだ一回り年下の女性作業療法士一人であった。彼女が音を上げたら、孤軍奮闘の状態になるという厳しいものだった。

自分の仕事を理解する者がいない異境の地における心の支えは、教わった理念と未知の世界を旅するわくわく感だけであった。しかし、その理念も揺らぎ、わくわく感すら消えかける毎日が続いた。精神の障害とは何か、その治療や処遇は本当にこれでいいのか、新たな疑問が増えた。

それ以上に、最初は自分がおかれた精神科医療そのものの状況が理解できなかった。そのため、その状況を理解しようと、学生時代にはほとんど興味を抱くことがなかった精神科医療やリハビリテーションの創世記からの経過と、わが国におけるそれらの歴史を紐解くことから始めた。

そして次第にその状況が明らかになるにつれ、理念の揺らぎは、この状況を何とかしなければという思いに変わっていった。さらに、精神科作業療法の開設、定着とともに、一般科病棟に入院している患者が、自分の現状否認から抑うつ状態になったり、時には精神病症状を呈し理学療法が施せない者、また精神科の入院患者で身体的なリハビリテーションが必要となった者への対処のために、精神障害作業療法に併せて身体障害作業療法を開設した。精神科病院の中での身体障害作業療法の開設は、どこでもまだ手がつけられていない領域であった。

欧米ですら、ましてや

作業療法の源流は一八～一九世紀の精神障害に対する『道徳療法[注6]（moral treatment）』にあるとされる。しかし、広く心身の障害に対する治療や援助技法としてもちいられるようになったのは、二〇世紀初頭の『アーツアンドクラフツムーブメント[注7]』がきっかけであった。当初は、作業や仕事をもちいる治療という意味で、『作業治療（occupation cure）』『仕事治療（work cure）』と称されていた。そしてその欧米のリハビリテーションは、二度の世界大戦にともなう復員軍人の再建プログラムを機に定着した。作業療法の理念や技術は、その歴史のなかで体系化が始まった。

わが国においても、二〇世紀初頭から、作業をもちいたかかわりが精神科領域で試みられていたが、医療の中にリハビリテーションの一技法として導入されたのは、世界大戦後のことである。一九六二年に理学療法士と作業療法士の養成が始まり、一九六五年に『理学療法士及び作業療法士法』が身分法として制定されて、医療従事者として国家資格を有する作業療法士が誕生した。もっとも診療報酬の対象になったのは、それから九年後の一九七四年のことである。

わたしが作業療法士の資格を取得したとき、作業療法士の国家資格化が始まって一七年経っていたが、わたしの作業療法士免許の番号は八〇〇〇番台であった。全領域含めて日本に作業療法士が千人いなかったのである。

このように、リハビリテーションそのものが、医療の世界においては新しい専門領域であったため、わたしたちが養成学校で作業療法を学んだ一九八〇年頃には、技術的に確立されたものもいくつかあるにはあったが、その理論や治療モデルと実践との間には、ずいぶんと大きな隔たりがあった。

だからこそ臨床作業療法

身体障害者に関しては一九四九年に『身体障害者福祉法』が、知的障害者に関しては一九六〇年に『精神薄弱者福祉法（知的障害者福祉法）』が制定された。そして、一九七一年に『精神薄弱者の権利宣言』が、一九七五年に『障害者の権利宣言』に採択された。しかし、精神障害者に対しては、一九七〇年の『心身障害者対策基本法』（障害者基本法の前身）においても、心身障害者には含まれないとされていた。

世界保健機関（World Health Organization：WHO）が、一九八〇年に『国際障害分類』[注8]（International Classification of Impairments, Disabilities and Handicaps：ICIDH』を国際疾病分類（ICD）の補助分類として発表したことで、病気と障害の違いが明らかにされた。その翌年一九八一年には、国際連合（United Nations）が国際障害者年[注9]を指定した。この『国際障害者年』、『国連・障害者の十年』などを契機に、精神障害者も障害者であり、福祉施策が必要ということが認識されるようになった。

しかし、長期収容施策がとられてきたわが国で、通信の自由などを含む処遇改善に手がつけられ始め、精神科病院の開放化運動が始まったのは一九八〇年頃で、精神障害者が障害者として明確に福祉の対象として位置づけられたのは、一九九三年の『障害者基本法』においてである。

保健医療福祉がこのような歴史的経緯をたどるなかで、わが国の作業療法は、すでに述べたように一九六五年に施策誘導により誕生した。わたしが作業療法士として仕事に就いたのは、このような時代であった。したがって、作業療法はどの領域においてもそうであるが、特に精神障害領域における作業療法にとっては、その日々の臨床が実践の場であると同時に研究の場でもあった。治療仮説を立てて試行し、そのなかで見られる現象を分析し、技術としての体系化を試みる日々が続いた。

そうした経過のなかで、精神障害、身体障害を問わず、作業を療法の手段とする理論的根拠として、ひとにとっての作業の意味、作業行為と脳や身体との関連、ひとの生活の成りたち、ひとと人の関係など、冒頭で述べたようなわからないことが、さらに強い関心に変わり、その解明にむけた現象の観察と記録が始まった。

このような臨床における試行から、一九九七年に『精神障害と作業療法』（三輪書店）、一九九九年に『ひとと作業・作業活動』（三輪書店）、二〇〇〇年に『ひとと集団・場』（三輪書店）と、ひとと作業、ひとと人とのかかわり、場の影響など、疑問であったことが少しずつことばになりはじめた。

臨床の体験をことばにする、その最初の言語化が書籍という形になるまで、作業療法を生業《なりわい》として一五年が経っていた。

いずれ学問としての体系化がなされる時代が来れば、身体機能と作業の関係、脳機能と作業の関係なども、それぞれ作業療法の基礎研究領域としておこなわれるようになるであろう。しかし、作業をもちいる治療・援助のすべてが、対象者とのかかわりのなかにある。基礎研究から得られた作業理論やモデルも、臨床に見られる現象の観察と分析から得られた作業療法モデルも、すべて臨床を通した検証を抜きには成りたたない。作業療法は、臨床に始まり臨床に終わると言っても過言ではないだろう。

だからこそ今、あらためて『臨床作業療法』なのである。

臨床の覚え書きとして

本書の構成を簡単に紹介する。

はじまりの第一章は、『身体そして作業』として、作業やひとが作業することを療法の手だてとする『臨床作業療法』の基本的命題とも言える、身体、作業や作業すること、病気・障害と作業・身体の関係、療法でもちいる作業などについて整理を試みる。

そして、第二章では、『作業をもちいる療法の基本』を示す。そもそも作業療法とは何か、作業療法では病気や障害をどのようにとらえるのか、作業療法のしくみである治療・援助形態、回復状態に応じた作業療法、作業療法導入のコツ、作業療法における評価の考え方、そして作業療法と他の治療との関係など、作業療法の基本について述べる。

第三章は『作業をつかう』と題して、安心・安全の保障や基本欲求の充足、作業遂行特性の評価や生活技能の習得などにおいて作業をどのように使うのか、作業をもちいる療法の神髄とも言える作業の使い方を紹介する。

第四章の『作業療法の臨床』では、心の病いでひとは何を体験するのか、何が原因でそのようなことが起きるのか、一般的にはどのような治療・援助がなされるのか、作業療法では何ができるのか、自分の臨床経験から得た作業療法の臨床について紹介する。

最後の章、第五章では、『作業療法臨床のコツ』を紹介する。わたし自身が作業療法の臨床を通して学び気づいた臨床のコツをいくつか紹介する。すでに臨床をされている読者は、この章から読まれるのもいい。

ともあれ、本書『臨床作業療法』は、一九八〇年代初頭から、主に精神障害をはじめとし、合併症や認知症、広汎性発達障害、高次脳機能障害など、精神認知機能の障害領域を中心に、作業療法の臨床、教育、臨床研究に携わってきた一人の作業療法士が、体験を通して得た『確からしさ』を書き留めた、ひとの作業行為を治療・援助の手段とする療法に関する臨床の覚え書きである。

注

1　わが国の精神障害領域における作業療法は、歴史的に大きく三つの流れがある。一つは、呉秀三[2]に始まり加藤普佐次郎[3]らに引き継がれ、作業治療と称して実践された伝統的作業療法と称されているもの、次に小林八郎[4]が提唱した生活療法で仕事療法（work therapy）と称されたもの、そして作業療法士による『作業療法（occupational therapy）』である。わが国の作業療法士の養成は一九六三年に始まり、一九六五年に『理学療法士及び作業療法士法』（身分法）の制定で国家資格となった。このときにリハビリテーションの技法として導入された occupational therapy が作業療法と訳された。

2　わたしは一九七二年に広島大学工学部の造船工学科を卒業し、船の設計の傍ら、学生時代からかかわりはじめた『土の会』[5]活動で『病いや障害があっても町で暮らす運動』をおこなっていた。そのボランティア活動をライフワークにするため、一九七九年に作業療法士の養成校に入学した。そして一九八二年、作業療法士の資格を取得し、精神科主体の総合病院に勤務を始めたという経歴をもっている。

3　米国の精神科医で、一九一七〜一九一九年に第二代米国作業療法協会長

4　米国の作業療法士で、有能感と達成感、仕事と遊び、作業役割、作業遂行能力などをキーワードとする『作業行動パラダイム』と呼ばれる理論を構築した。

5　一九五六年頃より医師小林八郎によって提唱され、『くらし療法』とも呼ばれた。生活指導、あそび療法（レクリエーション）、しごと療法（これが作業療法と呼ばれていた）を総括したもの。全国的に広がり閉鎖的で沈殿した病院を活性化したが、一方で患者の集団管理や病院業務の労力不足の補いにもちいられ問題となった。この作業療法と呼ばれ、生活療法の中で形骸化したしごと療法と occupational therapy が混同されたことが、わが国の精神保健領域における作業療法の普及に大きく

影響した。

6 『人道療法』とも訳され、一八世紀末から一九世紀初頭にかけて、ピネルやテュークらによって精神病院に導入された治療活動の総称をさす。宗教・倫理・哲学的な背景に基づく人道的処遇、人間として健康な側面への信頼、非人間的な扱いからの擁護により、病者に対し仕事や余暇などの楽しみを含んだ規則正しい生活や自律的で善いおこないを指導する。

7 一九世紀後半に William Morris らが起こした産業社会で失われた人間の尊厳を取りもどそうという美術工芸運動で、二〇世紀初頭に米国で病者や社会的弱者の社会化、教育や治療の場として広がった。

8 国際障害分類は、障害を『機能障害（impairment）』『能力障害（disability）』『社会的不利（handicap）』の三つのレベルに分類することで、病気と障害の関連と違いを示し、障害分野に共通の思考枠組みを提示することで、リハビリテーション、保健、福祉など広く貢献した。しかし、障害を疾患の諸帰結とした医学モデルであり、一方向的な経時的因果関係というイメージを与えること、健康な側面や環境の影響、障害相互の影響が考慮されておらず、障害をマイナスの側面でしかとらえていないといった問題点が指摘されていた。二〇〇一年に国際生活機能分類として改訂された。

9 『完全参加と平等』をテーマに、障害者の社会への身体的及び精神的適合の援助、障害者雇用の機会の創出、その啓発などを謳い、一九八三～九二年までを『国連・障害者の十年』とした。

文献

（1）Reilly M（1962）The Eleanor Clarkle Slagle Lecture, Occupational therapy can be one of the great idea of 20th century medicine, American Journal of Occupational Therapy, 16（1）, 1-9.

(2)呉　秀三(一九一六)移導療法(秋元波留夫・冨岡詔子編著、一九九一「新作業療法の源流」一二八-一四五頁、三輪書店)
(3)加藤普佐次郎(一九二五)精神病者に対する作業治療ならびに開放治療の精神病院におけるこれが実施の意義および方法(秋元波留夫・冨岡詔子編著、一九九一「新作業療法の源流」一七一-二〇四頁、三輪書店)
(4)小林八郎(一九六五)生活療法(江副勉他編「精神科看護の研究」一七四-二八八頁、医学書院)
(5)山根　寛・木村浩子(二〇〇九)「土の宿から『まなびやー』の風がふく」青海社

第一章　身体そして作業

作業療法室に着くなり疲れ切った表情で、「バスに乗ろうとすると、『おまえなんか乗るな』と声が聞こえるんですよ。ここ（作業療法室）に来ればそうした声も聞こえへんから、その声を聞かんようにして頑張ってバスに乗ります。でもバスに乗ると、また、『無視してる』『こいつ無視してる』って声が聞こえてくる。耳ふさいでも聞こえるんですよ。だから、ここにたどり着くまでの三十分が大変なんです」と言うS君。彼は、大学時代に発症し、統合失調症と診断されて五年あまりがたつ。

「薬飲んでもしんどいばっかりや。いつになったらなおるんやろか、この病気。ほんまに薬効くんかな」と、その効果に疑いをもちながらも、彼は、処方された薬を飲み、まじめに治療を継続してきた。しかし、いつまでたっても楽にならない。家にいると、何もすることがなくて苦しい、作業療法室では声が聞こえなかった、何かしている間は病気のことも考えずに時間がたつからよかったのでと、退院後しばらくして、週に一度作業療法室に通うようになった。

その日、作業療法からの帰りに、自分がどんなに大変な思いをしているか見てほしいと言うS君を、バス停まで送っていくことになった。バスが停留所に近づいてきたとき、彼が僕の耳元に口を寄せ、声をひそめて言った。

「ほら聞こえませんか？　聞こえるでしょう、『おまえなんか乗るな』って。この声です。いつもバスに乗るときに聞こえるのは」……（わたしには何も聞こえないが、聞こえないとは言えなかった。もちろん聞こえるねとも）

わたしには聞こえていない声を、「聞こえるでしょう、聞こえませんか」とS君は言う。バスに乗るときだけでなく、ほかにも彼を拒否する声が聞こえるらしいが、どこでも、いつでも聞こえるわけではないようだ。場や状況によって聞こえたり聞こえなかったりするという。

「聞こえても無視します。僕、頑張ってバスに乗ります。帰ります。来週もまた来ます」

苦しそうに、そう言い残して彼はバスに乗った。

同じ場にいて、なぜ、わたしには聞こえない声が彼には聞こえるのだろう。確かに彼はその声を聞き、その声に苦しんでいる。それはだれの声なのだろう。どうしてその声が聞こえない場や状況があるのだろう。主のいない幻の声は、幻聴といわれる。

わたしたちは、自分という一つの身体として存在する。自分の状態や自分がおかれている外界の状況を判断する情報は、すべてわたしであるただ一つの身体を介して脳に入力される。そして、自分の思いを実行するのも、すべてわたしである身体を通して形になる。すべては、この一つの身体を通してしか成りたたない。

わたしが彼をバス停まで送り、彼はわたしに送られる。これも一つの作業である。この作業がなされた物理的環境は、二人にとって同じものであったはずである。その同じ場、同じ環境において、ほぼ同じ生理学的機能をもつであろう彼とわたし、なぜ彼には聞こえてわたしには聞こえない声があるのだろう。

わたしの身体が受信しない声（音声）を、彼の身体は本当に受信しているのだろうか。それはあり得ないことのように思う。しかし、彼は確かにわたしには聞こえない声が聞こえると言う。彼にとってはそれは事実なのだ。いったい、彼と彼の身体の間には何が起きているのだろう。わたしと彼、二人の間にどのような違いがあるのだろう。あるとすれば、脳の機能、心理的環境の違いしか考えられない。

ひと、すなわちわたしやあなたにとって、存在そのものである身体とは何か。自分の状態や自分がおかれている状況を判断するとき、身体はどのようなはたらきをするのか。病気や障害という状態にあっては、ひとと身体はどのような関係にあるのだろうか。作業やひとが作業することを療法の手だてとする『臨床作業療法』のはじまりの章として、その基本的命題ともいえる、身体、そして作業（すること）、病気・障害と作業・身体の関係、療法でもちいる作業とは何かなどについて、少し整理してみる。

わたしという身体と作業

わたしたちは、身体を介することなしには、自分が思うことを形にすることはできない。そのあまりにもあたりまえなことを、わたしたちはどのくらい意識しているのだろうか。通常は、ほとんど意識しなくてもすむ。それどころか自分そのものである身体を無視したり、時には自分である身体を、思い通りにならないどうしようもないものだと、まるで道具（対象）をさすような言い方すらする。

身体とは、わたしにとって何なのだろう。

ただ一つの身体として

わたしたちは、一人ひとり、ただ一つの身体をもって生まれ、その身体を生きている。よりよく生きるためには、自分のこころやからだが今どのような状態にあるのか、この身がどのような状況におかれているのかを判断しなければならない。

そしてその自分の状態と自分がおかれている状況において、自分はどうするのか、必要な対処を決め、それを実行に移さなければならない。この一連の行為は、すべて、わたしという、わたしであるただ一つの身体を通して成りたっている。

ただ一つの

わたしたち一人ひとりは
ただ　一つの身体をもって生まれ
ただ　一つの身体として或る

その身体を通して
世界と向き合い
世界を知り
わたしを知る

その身体を通して
わたしと世界との関係を知り
なすべきことを判断し
自分の思いを他者に伝え
その思いを実現する

そのすべては
だれのものでもない
わたしという
ただ一つの
身体を通して成りたつ
わたしという
ただ一つの
身体を通してしか成りたたない

わたしが或るということ
それは
わたしという
この身体を
わたしが生きているということ

（作業療法の詩・ふたたび：青海社より）

メルロ・ポンティ（Merleau-Ponty）は、自分と身体と対象との関係を「物はわたしの身体の、そしてより一般的にはわたしの実存の相関物であって、この場合、わたしの身体は、わたしの実存の安定した構造にほかならない。物はそれに対するわたしの身体の手がかりのなかで構成されるのである[1]」と表現し、「わたしとはわたしの身体である」と言った。

《そう、わたしは、この身体がわたしなのだ。あること（作業）をわたしがする。何をどのようにするのか、そのすべての判断や行為は、このわたしであるただ一つの身体を通して成りたっている》

ひとは、自分である身体によって、直接自分を取り巻く環境や対象物に触れる。触れるという作業により、身体を通して対象を認識する。そして、対象と触れることを通して、ひとは自分の身体を感覚し、自分の存在を認識する。

通常、わたしたちはどのようにして、自分自身の心身の状態や自分が今おかれている状況を知ることができるのだろう。少しそのしくみをさぐってみたい。S君は、彼の身体が受け取るはずがない幻の声に苦しんでいる。身体の感覚機能を介さない幻の声はどこで生まれ認識されるのか、何か糸口が見つかるかもしれない。

二つの情報

ひとが自分自身の心身の状態や自分が今おかれている状況（環境や対象物との関係）を知るための情報は二つしかない。

まず一つは、眠いとか、疲れているとか、活力にあふれているとか、今自分の身体がどのように動いているのか、自分の心身の状態や動きなど自分自身に関する情報で、内部情報という。内部情報には、心血管系や呼吸器系、消化器系、尿路性器系などから送られてくる内臓情報と、自己情報とがある。さらに、自己情報には、筋や腱、骨膜にある感覚受容器から、脊髄連絡で脳に入力される筋感覚情報（深部感覚と称される体性感覚情報）と、内耳から脳神経連絡で入力される前庭覚情報（特殊感覚情報）とがある。自己情報は、四肢の位置や身体の動きなどに関する情報にあたる。

そしてもう一つは、明るいとか、暑い、騒がしいなど、自分がおかれている環境や、重いとか、つやつやしているといった対象物の特性に関する情報で、内部情報に対して外部情報という。外部情報には、触覚、圧覚、温覚、冷覚などの皮膚や粘膜の感覚受容器から脊髄連絡で入力される皮膚感覚情報と、味覚、嗅覚、聴覚、視覚など舌や鼻、目、耳などの感覚受容器から脳神経連絡で入力される特殊感覚情報がある。このように自分の状態や自分がおかれている状況を判断するための情報は、それぞれの感覚器により中枢神経系に伝えられる。図1-1は、感覚情報の種類、連絡路、受容部位を示したものである。ひとはこの二つの情報により、自分の状態や自分がおかれている状況を判断する。

感覚する身体

身体内部の情報と身体外部の情報、この二つの情報は、すべて身体を介して脳に伝えられる。自分の状態に関する内部情報は、脳幹、視床下部、自律神経中枢に伝えられ、環境や対象に関する外部情報は、それぞれの感覚の一次皮質、二次皮質に伝えられる。たとえば、視覚情報は後頭葉の視覚野へ、聴覚情報は側頭葉の聴覚野、触った感じ、熱い冷たい、痛いなどの皮膚感覚の情報と筋感覚情報（深部感覚）は、刺激対側（右の手で触った感じは左）の中心後回にある体性感覚野（一次感覚野）に伝えられる。

この内部情報と外部情報の関係、そしてそれらがどのように伝えられ処理されるかを簡略に模式化すると、図1-2のように示すことができる。(3)

自分自身の状態を知る内部情報も、自分がおかれている環境や対象との関係を知る外部情報も、いずれもわたしである身体を介して、わたしの身体の一部である脳に伝えられる。その二つの情報から自分の状態と自分がおかれている状況を判断し、どう対処するかが検討される。対処が決

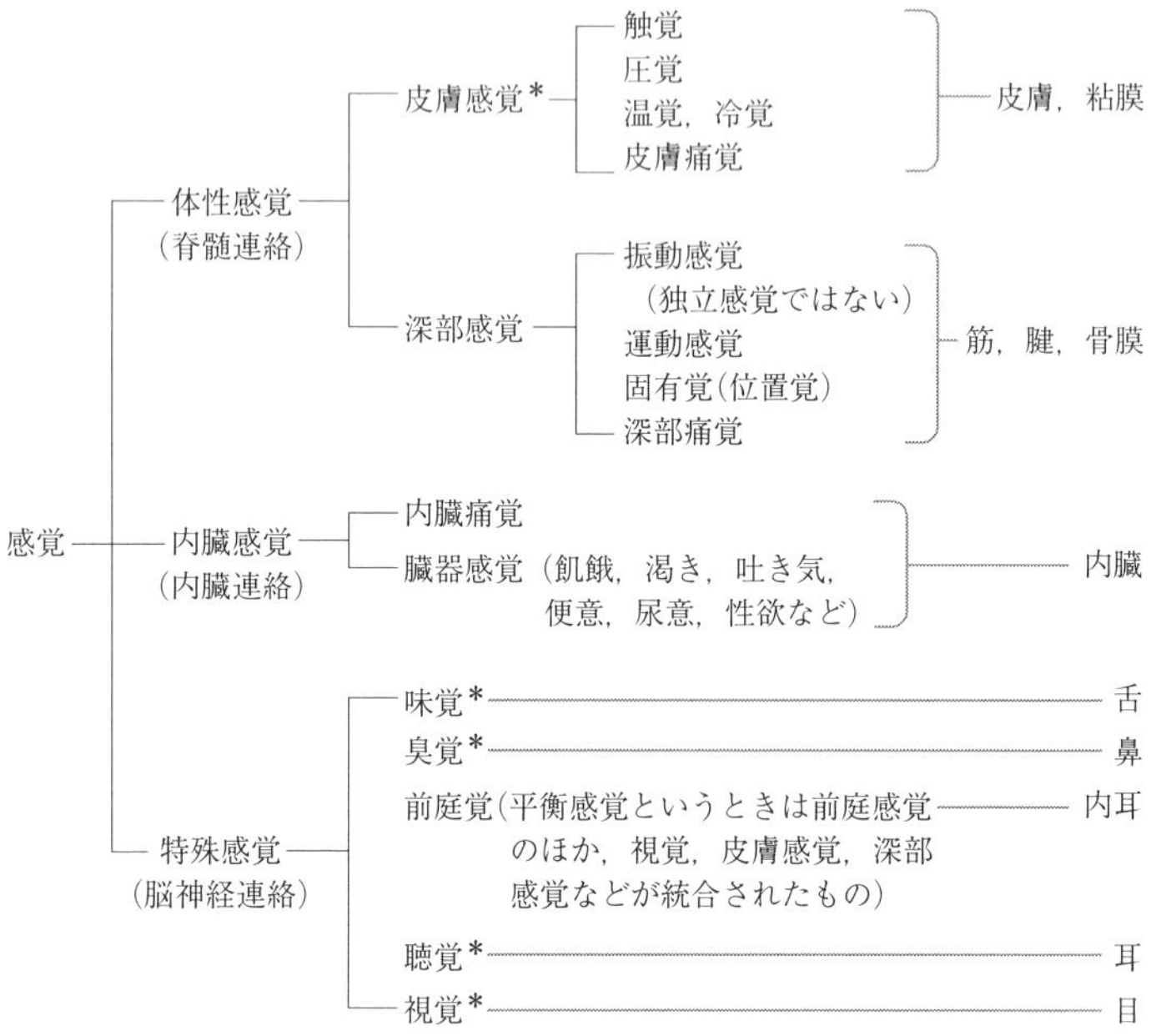

前庭覚：頭の動きを探知し，視覚情報とともに頭部・体幹・四肢の動きを調整する情報

固有覚：自己の運動による位置，動き，力・重さの情報から身体の運動や空間における身体部位の位置（姿勢）とその変化（動き）を知る，前庭覚とともに運動を監視し統制する情報

触　覚：環境との物理的な接触による情報

視　覚：前庭覚，固有覚などとともに空間における身体の運動や位置を知る外的環境の情報

（*印は通常五感といわれるもの）

図 1-1　感覚の種類・連絡路・受容部位

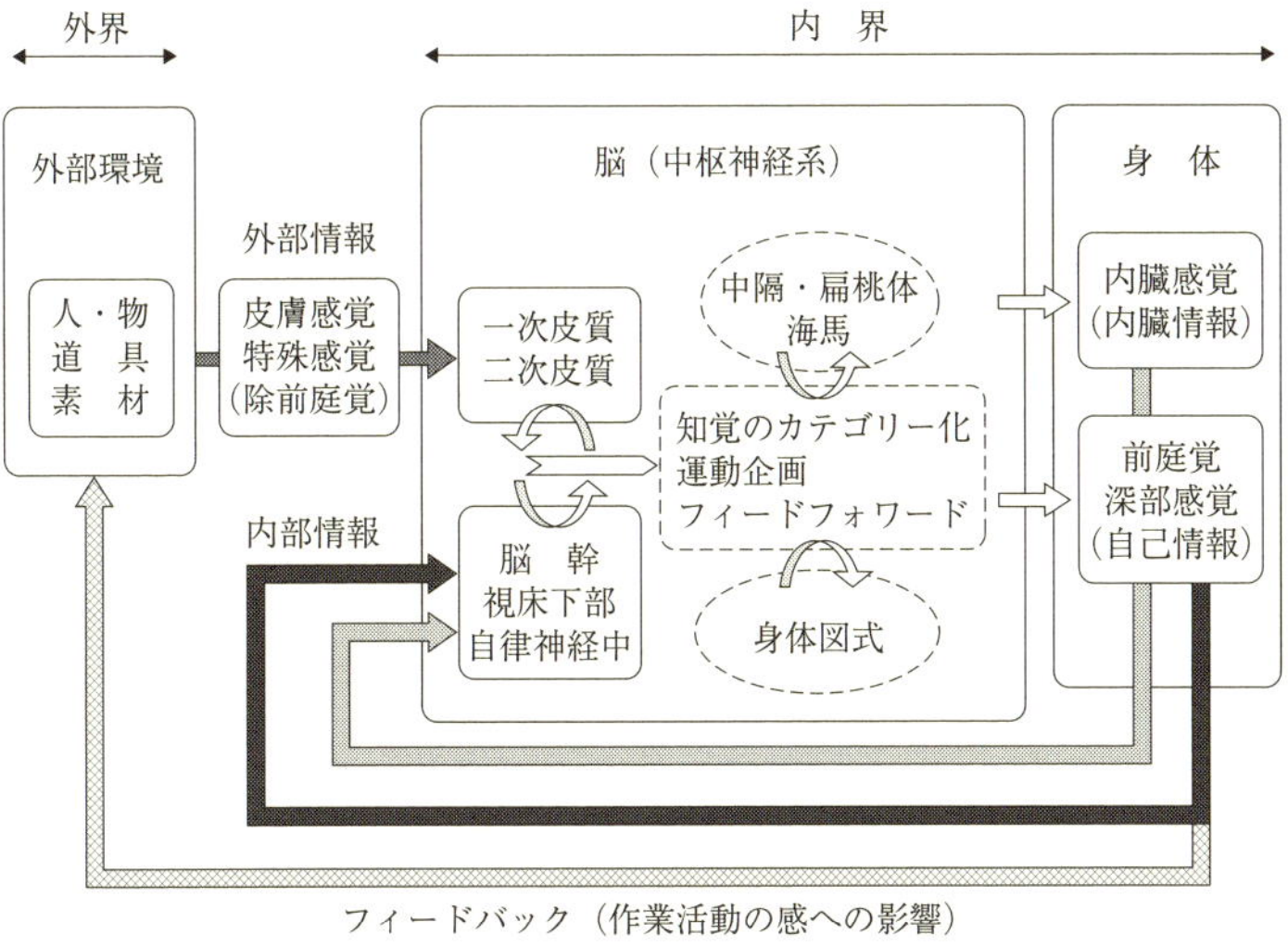

図 1-2　内部情報，外部情報と身体

まると、身体を通して実行し、それにともなう自己の変化や外界の変化がフィードバックされ、適切な対処がおこなわれるように修正される。

状況判断に重要な情報となる、見た物に関する視覚情報の伝達経路を少し詳細に示すと、図1-3のようになる。

物体に反射した光が網膜に届くと、網膜からの視覚情報は、視神経を通って外側膝状体に入り一次視覚野に伝えられる。外側膝状体が視覚情報を大脳皮質に送る中継点の役割をはたしている。一次視覚野に入った情報は、ここで選別され、次の二次視覚野で情報の分類がなされ、Where 経路と称される背側視覚経

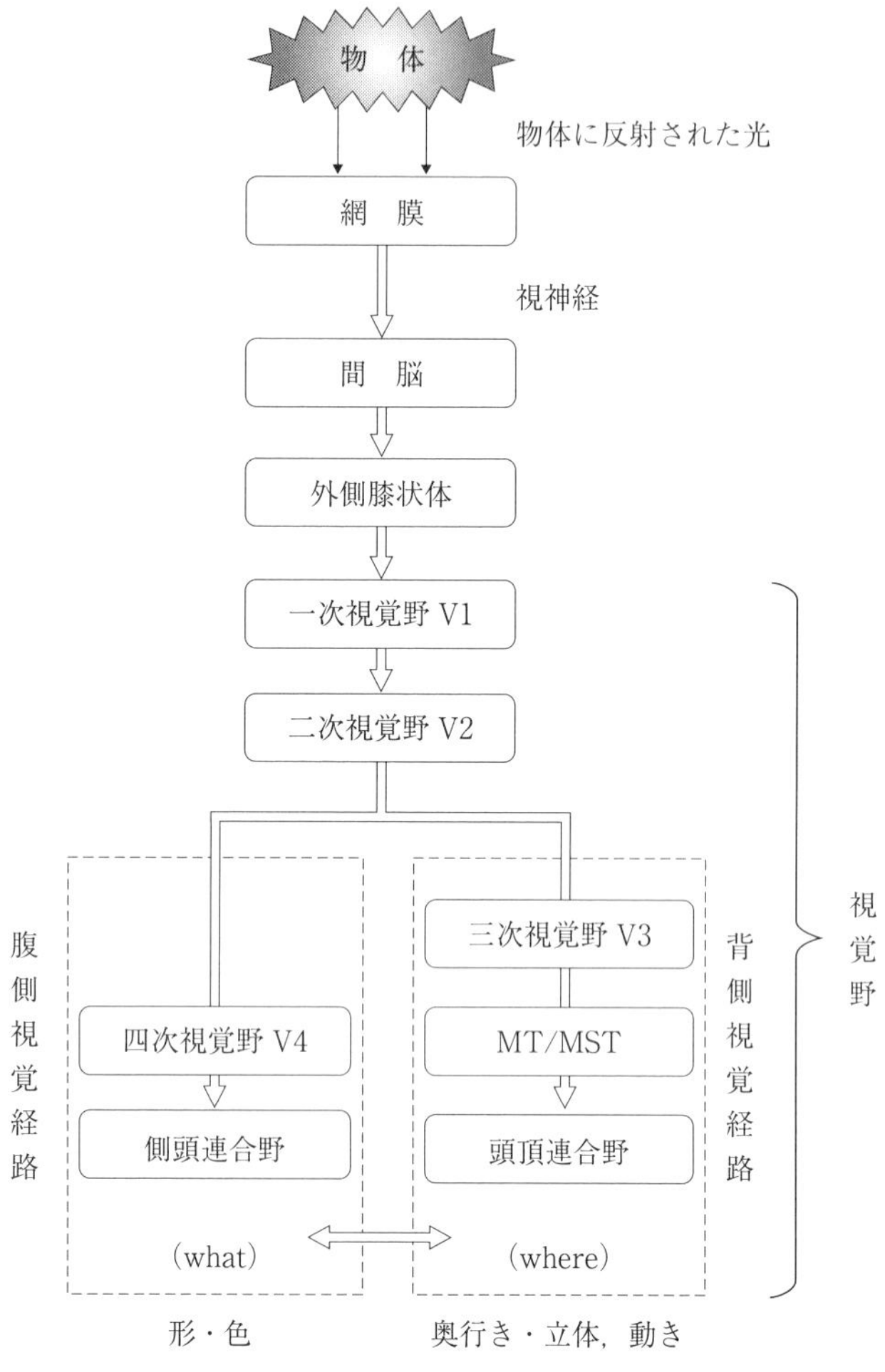
物体
物体に反射された光
網膜
視神経
間脳
外側膝状体
一次視覚野 V1
二次視覚野 V2
腹側視覚経路
四次視覚野 V4
側頭連合野
(what)
背側視覚経路
三次視覚野 V3
MT/MST
頭頂連合野
(where)
視覚野
形・色
奥行き・立体，動き

図 1-3　視覚情報の流れ

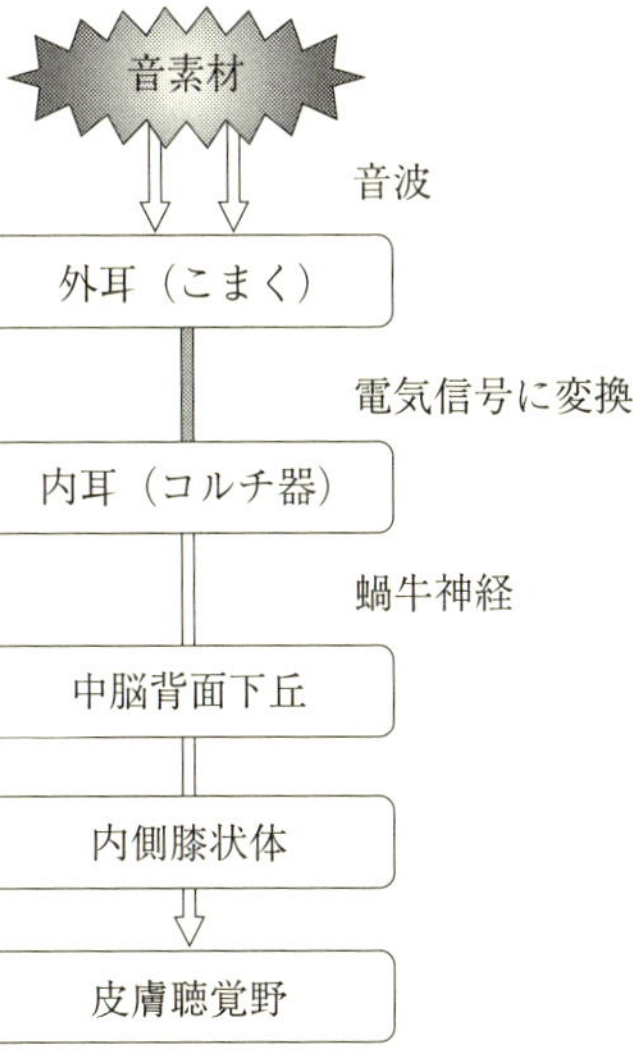

図 1-4　聴覚情報の流れ

路とWhat経路と称される腹側視覚経路に分かれて処理される。

背側視覚経路は、物体の空間的な状態、すなわち奥行きや動き、立体感を判断する頭頂連合野に向かう情報処理経路で、腹側視覚経路は、物体の形や色など、それが何かを判断する測頭連合野に向かう情報処理経路とされている。視覚野は後頭葉にその大部分があり、ブロードマンの脳地図の第一七野に一次視覚野がある。

聞こえる音に関する聴覚情報については、図1-4のように示される。音素材の振動が空気の振動（音波）として鼓膜をふるわせ、内耳の蝸牛のコルチ器で振動は電気信号に変換される。そして聴覚情報は蝸牛神経により中脳の背面にある下丘を通って、視床下部の内側膝状態で中継され側頭葉の皮質聴覚野に伝えられる。

このように、脳では、自分の状態や自分がおかれている状況を判断するために複雑な情報の処理がなされる。しかし、情報を適切に伝える身体があって初めて、脳は機能する。脳が機能するために必要な情報は、すべて身体を介して提供される。

《そうした意味においては『身体は感覚器官』そのものである》

しかし、S君を悩ませた幻の声は身体を介することなく聞こえていた。S君に聞こえている幻の声は、図1-4の経路をたどることなく、しかし、彼の脳は声として処理している。幻の声を認識する情報は、どこで作られ、どういう経路で伝えられたのだろう。

知覚のカテゴリー化──状況や体験の括り

わたしの身体によってわたしの脳に伝えられた内部情報と外部情報は、中隔・扁桃体・海馬などで、過去に体験して得られている情報と照らし合わされる。知覚といわれる作業であるが、その照らし合わせにより、自分がどのような状態にあるのか、どのような状況におかれているのか、目の前にある対象物が何であるのかといった判断が可能になる。こうした知覚・認知過程が『知覚のカテゴリー化』[注1(4〜6)]といわれる脳内現象である。

《知覚のカテゴリー化は、自分が今ある状況や体験したことをどのように括るか、『状況や体験の括り』である》

内部情報と外部情報の二つの情報が正しく入力されないと、適切な知覚のカテゴリー化がなされない。情報を判断するこれまでの体験が歪んだものであっても、歪んだ認識による記憶であっても、適切な知覚のカテゴリー化はなされない。同じ環境にあっても、知覚のカテゴリー化は、ひとによって異なり、それぞれの対処行動を大きく左右する。

適切な知覚のカテゴリー化がなされないと、ひとはどのように対処するだろうか。正しい対処ができないだけでなく、被害的になったり、妄想観念を強めたりすることにもなる。

S君の幻の声も、客観的情報がないまま、不安に対する対処として脳が作り出した不適切な知覚のカテゴリー化の一つではないだろうか。同様に、認知症の物盗られ妄想なども、当人にとっては受け入れられない現象の理由探しの結果で、防衛的な知覚のカテゴリー化が引きおこした現象とも考えられる。自分がおき忘れたであろう大切な物、いつもきちんとすることを心がけてきた自分がおき忘れるわけがない。でもどこにもない。だれかが隠したか盗んだに違いない。盗むとすれば息子の嫁だろう。わたしを困らせるために息子の嫁が盗ったに違いない。そうした防衛的理由づけがカテゴリー化された結果を物盗られ妄想と解釈することができる。

この知覚のカテゴリー化は、臨床作業療法において、重要な役割をはたす。対象者の作業体験をどのようによい形でカテゴリー化するかということが、作業療法の効果に大きく影響するからである。なぜ、臨床作業療法に知覚のカテゴリー化が重要なのか、よい知覚のカテゴリー化とはどのようにすればよいのか、それは第五章の『作業療法臨床のコツ』で紹介することにして、ここでは知覚のカテゴリー化のしくみとその役割について探ることにする。

二つの情報が身体を介して入力されるということに加え、さらに重要なことがある。この内部情報と外部情報から自分の状態やおかれている状況を判断する、すなわち適切な知覚のカテゴリー化をするための判断尺度は、これも自分がこれまでの生活において、日常生活活動（Activities of Daily Living：ADL）と呼ばれる食事・更衣・移動・排泄・整容・入浴など生活を営むうえで不可欠な基本的活動、仕事や学習、遊び、とさまざまな目的のある作業をおこなった経験により蓄えられたものである。

そして、繰り返し述べているように、

《この自分の状態や自分がおかれている環境の状況を判断する情報も、その判断の尺度となる情報も、すべてわたしである自分自身の身体を介したもの》

ということである。

作業療法の治療機序、作業療法の原理は、すべてこの事実に基づいていると言ってもよいだろう。

行為する身体

適切な知覚のカテゴリー化により、自分がおかれた状況にどのように対処できるか、対処の可能性が判断される。そして、この状況ならこうすればいいだろうという対処の予測がなされる。対処の可能性の判断、対処の予測、そのいずれも、これまで自分の身体を通して体験してきた類似状況における記憶情報と対処行動を実行する身体の機能や構造の基本情報（身体図式◀注2）によりなされる。

さらに、予測された対処行動をどのように実行するか、実際に対処するための身体の動かし方を決めなければならない（対処の決定）。そのために、身体をどう動かすか、対処のための運動のプログラムにあたる運動企画（motor planning）が高次運動野でなされる。

運動企画がなされると、その運動企画に基づいて対処行動を遂行する前に、脳内で試行し遂行してもよいかどうかを確かめるフィードフォワード機能がはたらく。遂行しても大丈夫と判断されると、一次運動野から脳幹を通って脊髄に運動の指示が出される。その指示により、運動ニューロンが筋肉に収縮の指示を伝え、対処行動が実行される。

そして、実際に身体により対処行動（目的的作業）を遂行すると、遂行過程でその情報がフィードバックされるだけでなく、対象や環境がこの個人の活動の影響を受けて変化する。図1-5は、こうした一連の関係を模式化したものである。

運動をプログラムする高次運動野は、補足運動野と運動前野からなり、運動補足野はこれまでの経験から、そして運動前野では腹側運動野が視覚情報から、背側運動野が感覚情報から、運動がプログラムされる。そして、大脳基底核と小脳により、プログラムされた運動が適切に実行されるよう調節され脊髄に伝えられる。脊髄から運動ニューロンにより筋（効果器）に収縮を起こす指令が出される。この経緯は図1-6に示される。

このように、脳は、それまでの身体を介して経験した記憶に基づいて、身体を介して入力された情報から、自分の状態とおかれた状況とそれへの対処を判断する。そして判断したことの実行（対処）も、身体を介して形になる。

《感覚器官であると同時に『身体は行為器官』である》

S君のように身体を介した情報とは異なる脳内で作られた情報から間違った判断がなされると、対処行為も不適切なものとなる。

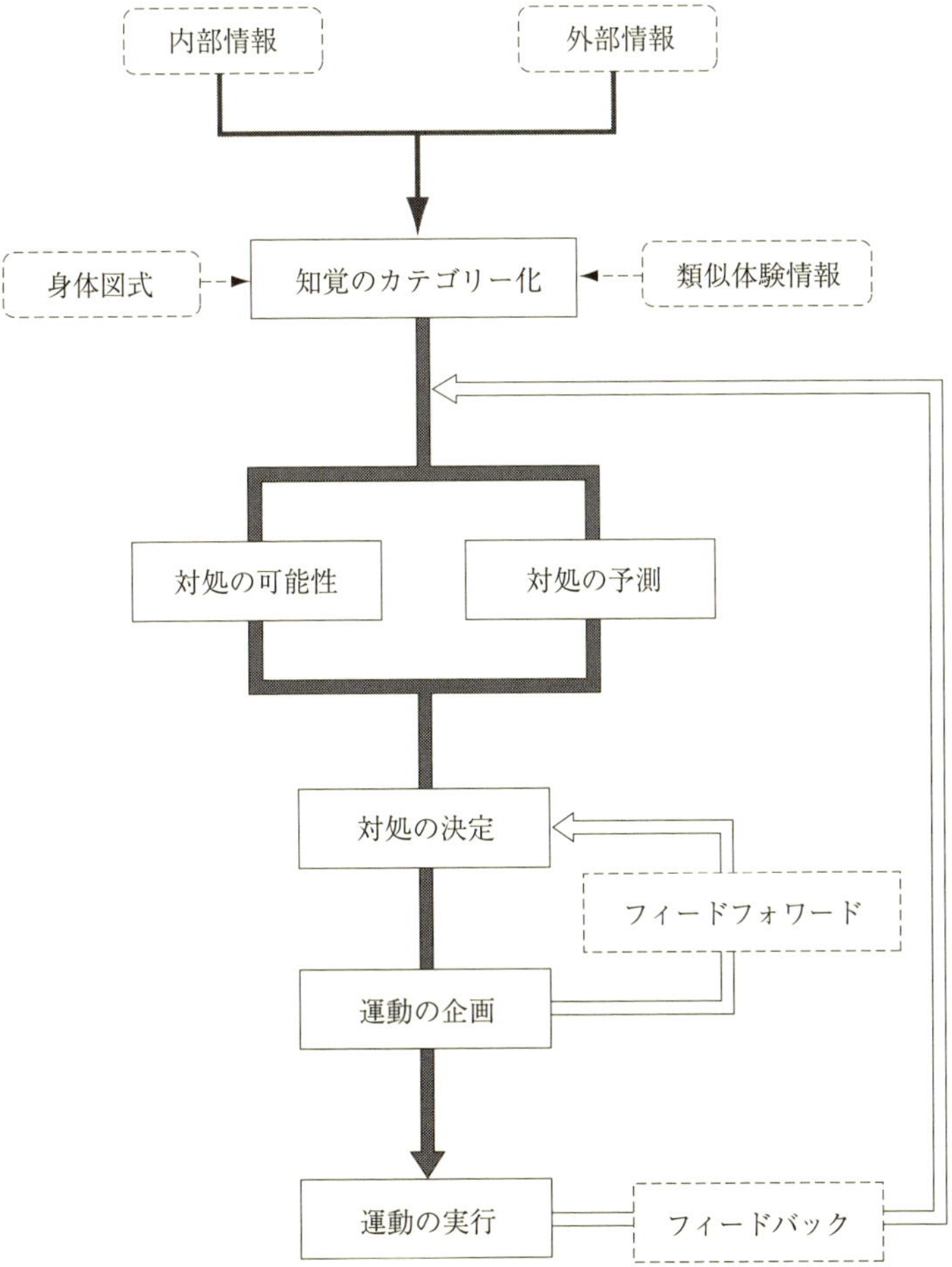
内部情報
外部情報
身体図式
知覚のカテゴリー化
類似体験情報
対処の可能性
対処の予測
対処の決定
フィードフォワード
運動の企画
運動の実行
フィードバック

図 1-5　対処の仕組み

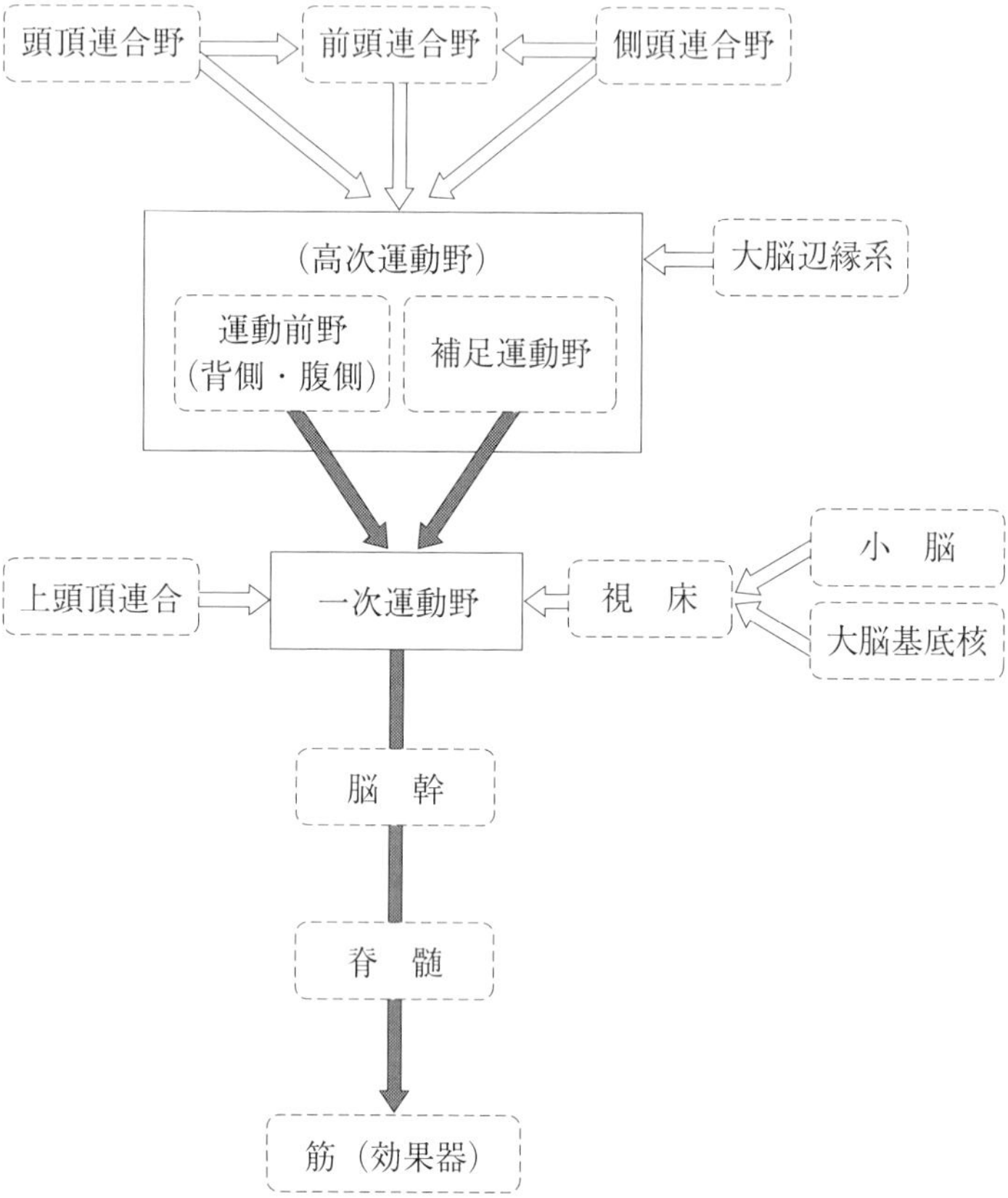

図 1-6　運動のプログラムと実行経路

たとえばリンゴを

対処の予測と対処行動を、身体図式（body schema）や身体像（body image）のはたらきで紹介したリンゴの例[7]で考えてみよう。

目の前のテーブルの上に一つの丸い物体（リンゴ）がある。その物体に反射した光が網膜に届き電気信号に変換される。その視覚情報は脳幹の上丘と外側膝状体に伝えられ、脳幹の上丘に届いた情報はその物体の空間知覚に関与し、その物がある位置を知り、見たり、身体を向けることを可能にする。外側膝状体に届いた視覚情報は、視覚皮質の第一次視覚野に向かい、アンガーライダー（Ungerleider）らが提唱したように、『Where（どこに）』という頭頂連合野にいたる背側経路（dorsal pathway）と『What（何が）』という側頭連合野にいたる腹側経路（bentral pathway）に分かれる[8]（図1-3）。

背側視覚経路から頭頂連合野に向かう情報処理経路では、その物体の空間知覚に関する情報が処理され、大きさやおかれている位置が把握される。最初に視覚に入った、赤くて丸く、ソフトボールくらいの大きさといった色、ツヤ、形、大きさなどが、その物の示す質感で、それを感覚的クオリア[9・10]（sensory qualia）という。

腹側視覚経路から側頭連合野に向かう情報処理経路では、その物体の色、形や大きさ、表面のツヤなど感覚的クオリア（sensory qualia）が示す物が何か、という物体認知に関する情報処理がなされる。下側頭皮質で色相と彩度が認識され、扁桃体ではリンゴに対する個人の好き嫌いなどの感情や情動が判断され、ウェルニッケ野やその他の領域から、その個人のリンゴに対するさまざまなイメージが思いおこされる。もしその人がリンゴを見たことがなければ、見えている丸くて赤いものが何だろうと、ただ思いをめぐらすだけのことである。

目の前にある物体がリンゴだとわかり、美味しそうなので食べてみようと思う。そうした対象が示す質感（感覚的クオリア）により、脳内にわきおこるさまざまな感じを志向的クオリア（intentional qualia）という。[9・10] 志向的クオリアは、わたしたち一人ひとりの、リンゴに対するさまざまな思いや体験が、その人の主観的体験として固有の意味をもち蓄積されたものから起きるものである。それが、図1-5に示す知覚のカテゴリー化と対処の判断にあたる。

そして、リンゴを手に取り、ナイフを手にすると、習慣としての身体の表象である、身体図式（body schema）を基盤に、それまでにナイフで果物や野菜の皮をむいた類似経験から、初期身体像（initial body image）が立ち上がる。この初期身体像（initial body image）は、これからナイフでリンゴをむくための、とりあえずの身体の構えにあたる。

この初期身体像（initial body image）により、リンゴの皮をむくための運動企画（motor planning）が、高次運動野においてなされる。その運動企画（motor planning）に基づき、それぞれの手を動かす運動神経に最初の指示が出される。ここまでの動作は、ナイフで果物や野菜などの皮をむいた経験がある者にとっては、ほとんど意識することなくおこなわれる。ナイフを使った経験が少ない人、果物や野菜の皮をナイフでむいた経験があまりない人にとっては、適切な初期身体像（initial body image）が立ち上がらず、ぎこちない皮むきの試行動作が始まる。

初期身体像（initial body image）による運動企画（motor planning）に基づいてリンゴの皮をむき始めると、皮の厚み、ナイフの切れ具合、ナイフを操作する手の動きなどの感覚情報が、刻々と脳にフィードバックされる（図1-2）。

初期身体像（initial body image）は、これらのフィードバック情報により、今手にしているナイフを取り込んだ新しい身体像（body image）へと、瞬時に、ダイナミックに修正される。修正された新たな身体像（body image）により、運動企画 motor planning も修正される。

この繰り返されるフィードバックと修正により、リンゴを持つ左手とナイフを持つ右手の動きはなめらかに協調し、ナイフは手の機能の延長であるかのように、リンゴをむいてゆく。皮をむき終え、リンゴを切り分け、ナイフから手を離した瞬間に、そのナイフへの身体の拡張は一瞬にして消え、ふたたび元の基本的な身体図式（body schema）が機能を始める。

このような身体による作業体験が日々積み重ねられ、身体図式（body schema）は、習慣的身体としてその時期のもっとも平均的な基準となる新たな身体図式（body schema）へと、緩やかに修正される。

この一連の行為は、リンゴを見たとき、どのように知覚のカテゴリー化がなされたかによって始まったものである。

病気・障害と作業・身体

では、病気や障害においては、作業や身体はどのような関係にあるのかを考えてみよう。精神的にであれ、身体的にであれ、予期せぬ病いや思わぬ事故などで、わたしたちは自分と身体の関係を失う。そして自分と身体の関係の乖離や喪失が、生活や社会との関係性を揺るがすことになる。それぞれの関係の何が、どのように、失われるのだろうか。自験例によるトピックスを一、二紹介する。

この奇妙な物を切り取って

「このわたしについている気味の悪い物は何ですか？　動かないし、触ってもよくわからない。これ取って捨ててください」

車いすへの移乗訓練のためにベッドサイドに出向いたわたしに、Mさんはそう言った。

Mさんは六〇歳代半ばになる女性で、統合失調症と診断され、入院して二〇年以上たつ。その長期の入院中に、脳梗塞を併発し、右半身の感覚と運動機能を完全に失った（右半身完全麻痺）。幸いなことに言語機能には異常はなく普通に話すことはできたが、完全に麻痺した患側に、強い違和感を抱くようになった。

手足のような奇妙な物が自分の身体についている。目には見えるが、触ってもわからない、何も感じない、動かない。その手足のような奇妙な物体が、ただ自分の身体にぶら下がるようにくっついていて、気味が悪い。視覚としての情報は届いているが、それが自分の手足だという判断をするための感覚情報と、その手足を動かす指示を伝える情報の伝達に障害が起きたのだ。

そのため、Mさんは、感覚のない動かない手足を自分の身体として受け入れることができなくなり、気味の悪い物が自分の身体にくっついているから、切り取って捨ててほしいと言うのだ。

患側無視と言われようとなんと言われようと、彼女にとっては何とも言えない不快で不気味な感じがするのだろう。理学療法を受け入れないため、精神疾患との合併症ということで作業療法に処方が出されての病棟訪問であった。

身体にくっついている奇妙な物体の話を含め、脳梗塞が起きた前後の様子や病棟生活で困っていることなどについて教えてもらうということで話を聞くことにした。そして、この変な物が何とかならないかという彼女の思いに対して、どうすればいいか一緒に考えてみようということで、ベッドサイドへの訪問が受け入れられた。そうしたある日、ケント紙で人型を二枚作り、触ってもわからないというMさんのからだの部分を一緒に確認しながら、その人型の紙の、Mさんが切って捨ててほしいという部分に色を塗ってみた。

患側部と思われる色が塗られた部分を示し、「ここを切り取ってほしいのか、取ったらどうなるのだろうね」と、その部分を目の前ではさみで切り取り、もう一枚の人型の紙と並べて見せると、「切って捨てたらこんなんなるん？　こんなんなったら、もっと変や……いややこんなん」

そう言って、二枚の人型の紙を並べて、くいいるように見つめていた。

それから、全身の写真を撮って見せたり、自由な手で動かない手をさすっていると血行が良くなり肌の色が良くなることなどを試してもらっているうちに、少しずつ、今は動かないが以前は自分を助けてくれていた手ということを受け入れるようになった。そうして、およそ三か月あまりで、車いすへの移乗や左手での着衣もできるようになり、精神科病院から特別養護老人ホームに移っていった。

手が飛んでいきそう

「おかしいですわ。ボールを投げるとね、僕の腕がボールと一緒に飛んでいってしまいそうな気がするんですわ。なんか、何してもね、自分がしているという感じがようわからんですわ」

わたしとキャッチボールをしながらKさんが訥々《とつとつ》と言う。Kさんは統合失調症と診断され、他院からリハビリテーションを受ける目的で転院してきた。彼の言うことを離人感のせいにすることはできるが、自分の身体が自分のようではない感じ、自分がおこなっていることが自分でしているると実感できない、それは何ともしがたい違和感なのだろう。

今になって思えば、本当に単純な統合失調症だったのか診断そのものにも疑問はあるが、Kさんは、高校を卒業し、九州から関西に出て就職したが職場になじめず、いろいろな仕事を転々としていた。そんな悶々とした日々を送っていたとき、同級生に誘われて遠洋漁船に乗ることになった。二〇歳のときである。

それから八年あまりマグロ船で働き、稼いだ金で故郷の実家近くに自分の家を建て、その後、海員学校に入学して航海士の免許を取得した。

順調に人生を歩んでいるようにみえたが、水産会社で働いていた三〇歳代半ばに、職場で勧められた見合い結婚が破談になり、会社に居づらくなって職を変えた頃から精神に変調をきたした。お世話になった上司からの勧めが破談になったことで申し訳ないからと会社を去ったのだという。

姉を頼って関西の病院に入院するが思わしい展開がなく、当時まだめずらしかった作業療法士が勤務している精神科病院があることを耳にし、リハビリテーションの目的で、わたしが勤務していた病院に転院してきたときには、発症から一年が経過していた。

その時の症状は、離人感と動作時の不自然な四肢の動きだけであった。離人感に対しては、特に有効な治療法があるわけではないが、高卒後の関西での就職の話や遠洋漁船の生活、彼が建てた家の話などを聞きながら、少しずつ感覚に意識をむけ自分の身体を使う、身体自我の回復を意図したプログラムを開始した。ボールを投げると腕が飛んでいくような気がすると言っていたキャッチボールも、その一つである。

「僕の家はね、田舎の小さな家ですけどね、丘の上にあります。もう亡くなりましたが両親の家の近くで、家から海が見えます。結婚したらね、両親と一緒に住もうと思っていました」

しかし、勤務先で勧められた見合いの話が破談になり、そのことを機に会社を辞めたため、結婚して自分が建てた家に両親と一緒に住むという夢もかなわぬまま故郷を離れた。

遠洋漁船で働いて建てたその家が彼の自慢だった。自分が歩んできた人生を思い出しながら語ったこと、あわせて現実的で具体的な身体の目的的使用が功を奏したのか、次第に不自然な四肢の動きは減少し、離人感もなくなり、二年あまりかかったが、自分が建てた家がある田舎に帰っていった。

もう……かまわないでください

最後に紹介するのは、骨折で外科病棟に入院してきたTさんのトピックス。

「もう……わたしのことは……かまわないでください……」

そうことば少なに言うTさん。還暦を迎えたばかりの男性。日曜大工で自宅の屋根の補修をしていて屋根から落ちて大腿骨を骨折した。その入院治療中に脳梗塞を併発し、右手は空のコップならどうにか持てる程度で、口元に麻痺が残り、ことばも少しわかりにくくなった。

そのショックでうつ状態になり、理学療法でおこなっていた歩行訓練にも行かなくなり、ベッドで寝たきりになった。このままでは、機能の低下が進むので、リハビリテーションの再開にむけた心理的サポートをと作業療法が処方されたが、かまわないでほしいと言う。

かまわないでほしいと言うTさんに、気持ちがむかない訓練を無理に勧めるつもりはないが、からだのことが心配なので様子だけ見に来させてくださいと伝えて、毎日、病室に顔を出すようにした。

病室に通い始めて三週間あまりたった頃から、ショックによるうつ状態が少し和らいだのか、これまでの仕事や今回の事故や病気のこと、仕事に復帰できない無念さなどが、病棟訪問時に少しずつ語られるようになった。

そのTさんに、もう一度何かしてみようという気にさせたのは、孫の力であった。小学校一年生の孫が、学校から帰ると見舞いにやってくるようになった。オセロが好きという男の子だった。このまま寝て過ごすよりと、見舞いにやってくるお孫さんが好きなオセロでも覚えてみませんかと勧めてみた。その勧めに気持ちが動いた。同じなら右手の練習にと言う勧めも受け入れ、オセロのコマを右手の指でつまんで裏返す練習を開始した。わたしとの練習でルールを覚え、「おじいちゃん弱いなぁ、ほらここんとこ、こうするんやで」と孫に教わりながら、麻痺した右手を使うオセロが楽しみになった。ある日病室を訪れると、麻痺した右手で文字を書く練習をしていた。

「いや……孫とオセロしてたら、このままでもいかんなと思いまして」

それから鉛筆の把持と書字の練習を毎日のリハビリに取り入れることになった。そうして、転落骨折による入院から四か月、脳梗塞の併発から三か月あまりで、麻痺が残る右手で職場の同僚たちの見舞いに対するお礼の葉書をすべて書き終えて、孫に手を引かれての退院となった。

回復は作業を通して

S君、Mさん、Kさん、Tさん、いずれも原因は違うが、病いや事故により自分と身体とが乖離し、そのため生活や社会との関係にも支障が生じていたと言えよう。身体的にであれ、精神的にであれ、病いや事故は、ひとの自分と身体の関係に乖離を生む。その乖離、体との関係性の喪失が、生活との関係性の喪失を引きおこす。

こうした関係性の喪失のプロセスは、図1-7のように示すことができる。(6) 身体の感覚や運動の障害には、器質性のものと機能性のものとがある。器質性のものは、疾患や事故、加齢、ストレスなどにより、中枢神経系や末梢神経・筋・骨・関節などの運動器系が、器質的に変化したことに起因するものをいう。それに対し、機能性のものは、身体になんらそうした器質的な変化はない

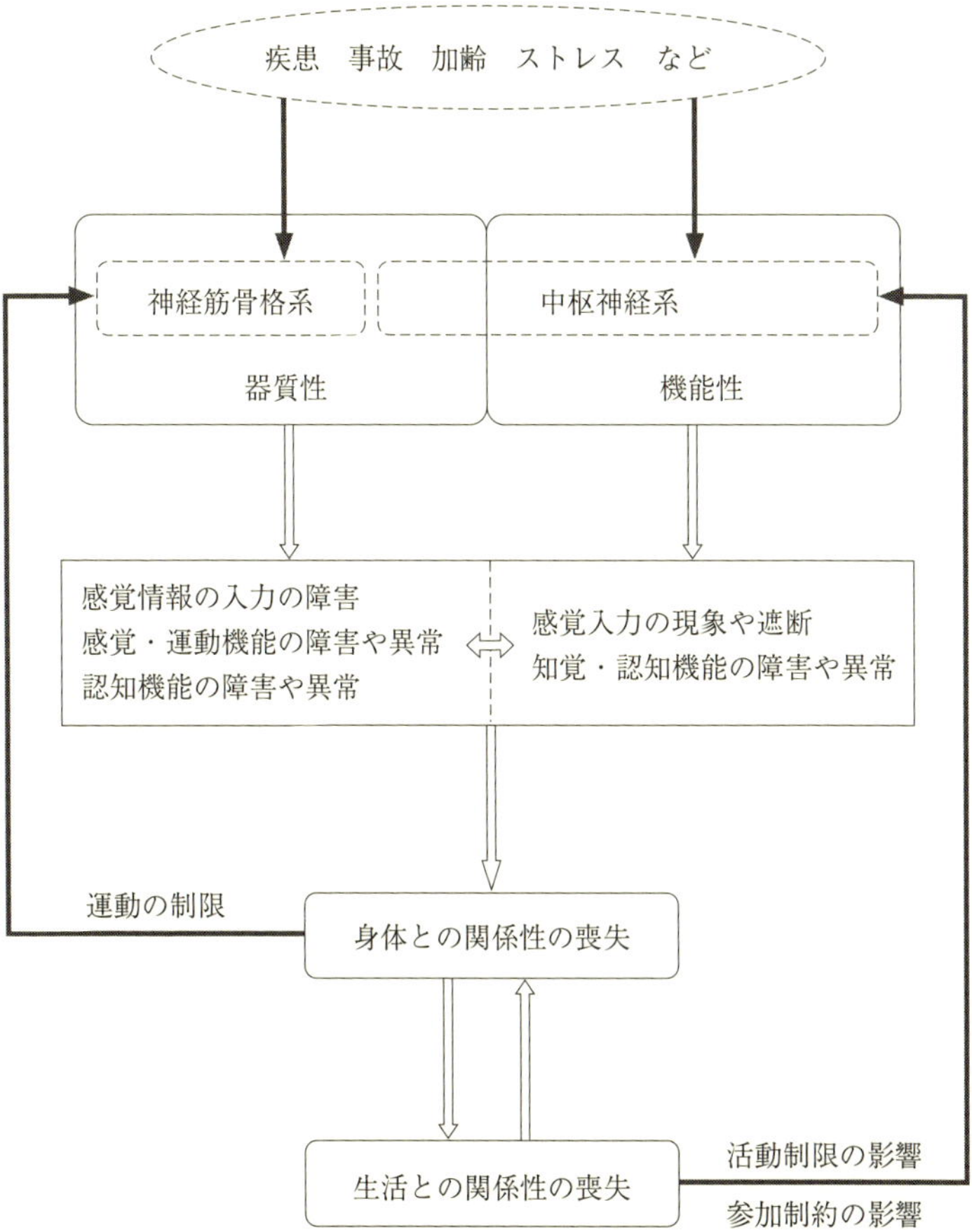

図 1-7　関係性を喪失するプロセス

のに、感覚や運動の障害が見られるものをいう。

器質性であれ、機能性であれ、Kさんのように身体が思うように動かないとか、Mさんのように自分の身体の実感がない、身体の存在を受け入れない、といった自分と身体の乖離は、精神病理的な原因による心と身体の乖離、自分と身体との関係性の喪失と言える。

繰り返し述べてきたように、ひとは身体を通して自分の状態や外界の状況、自分と外界の相互性を判断し、身体により自分の思いを遂げる。身体として存在し、身体を生きている存在にとって、自分（意識している自己）と身体との関係性の喪失は、自分の思いを遂げることができなくなる、日々の生活におけるさまざまな活動の制限を意味する。

そして活動の制限は、社会的な活動にも影響する（参加の制約）。さらに、身体、生活、社会との関係性の喪失は、状況を判断し行動するために必要な環境や作業活動にともなう感覚情報（外界情報）のフィードバックにも影響を与える。必要な情報が正しくフィードバックなされなくなり、状況の適切な判断ができなくなるといった悪循環を引きおこす。

乖離した自分と身体との関係性を取りもどし、生活を再建するプロセスは、自分の今ある身体を認識し、受容し、自分と身体との関係を取りもどすことから始まる[6]。そして身体がリアルな存在として機能するようになることで、作業にともなう五感のフィードバック情報（内部情報と外部情報）を確かなものと体感し、感知することができる。

その身体から伝えられる感覚情報が、知覚のカテゴリー化を現実的なものとし、主観としての自己との相互関係として対象を認識することが可能になる。またその情報が、現実の身体とのずれが生じている身体図式（body schema）を修正する情報になる。作業遂行にともなう身体の使用と感覚される情報の認識が、身体図式（body schema）の再形成を助け、身体自我を強化する手がかりとなる。

また、『わたしである身体』を意識することでなされる自己同一性の確立や、心身の混乱状態から自分を取りもどす場合の糸口となる。Kさんの離人感も、キャッチボールなどの身体の意識的な使用が、直接もしくは間接的に自分と身体の関係性を取りもどす役割をしたと考えられる。

《自分と身体との関係性の回復は、五感を通して自分の『からだの声』である感覚情報に耳を傾け、身体の状態を確かめることから始まる》

それには、作業において素材や道具などの対象を操作することがもっとも適切な手段となる。対象者自らが主体的に身体を使って作業をすることで、自分の身体が思うように、わが思うまま（意思）に動いてくれるかどうか、『自己の身体の確かめ』から始まる。自分と身体の乖離は、自己の身体を確かめ、今ある自分の身体を認め、受け入れることで少しずつ解消される。

自分と身体との関係性の回復を通して、ひとは『いま、ここ』にある自分を確認できる。『いま、ここ』にある自分と対象との相互的関係が適切に把握されることで、新たな生活の再構築へと向かう。

作業と身体

病いや障害により閉ざされた五感
混乱から自身を守るために閉ざした五感
いま　失われた自分と身体の関係を取りもどすとき
五官を開き　対象に向かい
目的ある作業により　対象を操作する
対象から五官が受けとめる外界の情報
作業活動により自分の身体から生まれる自己情報
五官を開き　五感に聴き
身体を操る　目的にむけて操る
相関する外界情報と自己情報
脳の地図が描きなおされ
身体のものさし（身体図式）が修正され
身体が意味ある「からだ」としてもどってくる
私が身体となり　身体が私になる

そして
意味ある「からだ」となった身体により
聴きとられた五感が
世界を私に意味づける
私を世界に位置づける

（作業療法の詩・ふたたび：青海社より）

作業療法における作業とは

作業療法では、療法の手だてとしてひとが生活行為として何かをすること、すなわち『作業（occupation）』をもちいるが、このときの作業は何をさすのだろう。occupationは、通常、辞書で仕事や職業と訳されているように、年代によっても異なるが、多くの人、特に年配者は、作業と聞くと働くこと、身体的な労働を思い浮かべるようである。

『臨床作業療法』はじまりの章の締めの節として、また本題が始まる第二章からの準備知識として、作業療法における『作業（occupation）』とは何をさすのか、作業にはどのようなものがあるのかを簡単に紹介しておくことにする。

作業（occupation）の語源

《occupation の語源である occupy には、『従事する』、『占める』、『費やす』、『もちいる』などの意味がある。ひとが人として生きるために、人や物、時間、場所などあらゆるものを、精神的・物理的に占め費やすことを意味している》

作業療法では、ひとが日々の生活のいとなみとしてすることすべてを作業という。作業療法における作業は、他の人や物、時間などをもちい（occupy）、病いや事故で失われた自分と身体、生活、社会との関係を取りもどし、生活の再建を図る生産的（創造的）な消費活動[11]と言える。

作業の分類

生活に必要な技能の多くは、対象者自身が実際に他者とかかわり、自分の身体を使って作業をする（必要な人や物、時間、場所を費やす）ことで身につくものである。『作業療法（occupational therapy）』では、日々のくらしを構成するすべてのいとなみ、すなわち『いきる・くらす』という生活維持に関連する活動、『はたらく・うむ・はたす』という仕事に関連する活動『あそぶ・つくる・たのしむ』という遊びや余暇に関連する活動に『まじわる・つながる・ひろがる』という生活の広がりに関連する活動や『やすらぐ・おぎなう・みにつく』という休養・熟成を含めて、それらすべてを『作業（occupation）』、そしてひとが作業することを『作業活動』と称して、治療や援助の手だてとする。

具体的には、生活維持に関する活動は、日々生きるのに必要な身の回りのこと（食事、排泄、睡眠、整容、衛生、更衣など）に関する身辺処理と、必要な物やこと（金銭、時間、貴重品、服薬など）の管理に関する生活管理をいう。これらは、障害の有無を問わず、ひとの自立の基礎となるもので、生活に対する自信の回復、日常生活の基本的な技術習得にもちいる。前者は日常生活活動（Activities of Daily Living：ADL）、後者は手段的日常生活活動（Instrumental Activity of Daily Living：IADL）という。ＩＡＤＬはＡＤＬを基本にした日常生活上の複雑な活動にあたる。

仕事に関する活動は、生計を立てるための職業的活動、将来生計を立てるために必要な学業、家庭内の仕事である家事や育児などをいう。仕事に関する活動は、生活リズムを取りもどしたり、仕事への興味・習慣・適応力などの職業準備訓練や評価にもちいる。

遊び・余暇に関する活動は、仕事・労働に対比しゆとりを回復する余暇活動やボランティアなどの社会的活動をいい、楽しむという機能を生かし、治療・療養生活への適応、社会性の改善、自主性・意欲の向上、感情の適応的処理、基本的な身体機能の回復などにもちいる。

生活の広がりに関する活動は、公共機関や交通機関など社会資源の利用、コミュニケーション手段の利用などをいう。いずれもＱＯＬの向上にもちいる。

休養・熟成は、生理的・精神的エネルギーを補充したり、学習やトレーニングなどで身体的・精神的に取り入れたものを消化、吸収、熟成する重要な役割をはたす。作業療法においては、セッションの時間、頻度、期間など治療効率と効果にとって重要な要素である。

これらの分類は、ひととその生活に視点をおいたもので、『参加・交流』と『休養・熟成』は、それ単独で目的や意味をもつ作業ではないが、作業療法においては重要な要素になる。

表1-1に、この分類の各区分の下位分類とそれに類する種目の例を示す。表にあげた作業種目の例は、その種目の一般的特徴によるもので、その作業の要素やもちい方によっては他の区分に入る場合もある。たとえば、陶芸や絵画のように職業・仕事としておこなわれることもあれば、趣味的な活動としてもおこなわれる。

このように、作業療法では、ひとの日々のくらしを構成するあらゆる生活行為を医療や援助の手だてとする。作業療法の基本については次章で、作業をどのように治療や援助でもちいるか、作業療法の神髄については第三章で詳しく紹介する。

表 1-1　作業・作業活動の分類例―「ひとと生活」の視点

生活維持に関連する活動―いきる・くらす	
身辺処理	食事，排泄，睡眠，整容，衛生，更衣，身辺の移動など
生活管理	金銭，時間，貴重な物品，服薬，安全，健康などの管理
仕事・役割に関連する活動―はたらく・うむ・はたす	
職業的活動	専門的・技術的職業，事務，販売，林業，農業，漁業，運輸・通信，製造業，修理業，保安，サービス業など
学　業	授業，自習，宿題など学生の学業に関するもの
家　事	炊事，洗濯，掃除，裁縫，整理整頓，献立，買い物，家族の世話など
育　児	授乳，おむつ交換，着せ替え，沐浴，など
遊び・余暇に関連する活動―あそぶ・つくる・たのしむ	
原初的遊び	身体（感覚）遊び，探索遊び，ごっこ遊び，社会的遊びなど
余暇活動	囲碁，将棋，オセロ，トランプ，その他ゲーム類，観覧･鑑賞，
趣味･娯楽	茶道，華道，その他習い事，ハイキング，キャンプ，カラオケ，収集など
スポーツ	卓球，ゲートボール，ソフトボール，テニス，サッカーなど
創作･表現	陶芸，粘土細工，革細工，木工，彫刻，籐細工，紙工芸，はり絵，切り絵，デコパージュ，七宝，絵画，音楽，写真，マクラメ，刺繍，染色，編み物，書道など
知的活動	読書，文芸活動，劇，ワープロ，パソコンなど
社会的活動	ボランティア，宗教活動，政治活動，社交など
参加・交流に関連する活動―まじわる・つながる・ひろがる	
生活拡大	移動機器，交通機関の利用，公共機関や銀行など社会資源の利用など
情報伝達	電話，手紙，電子メール，などの通信，その他情報伝達動
休養・熟成―やすらぐ・おぎなう・みにつく	
休　養	目的のあることをせず過ごす，散歩，軽い眠りなど
熟　成	睡眠，休息，間をとるなど

注

1　知覚のカテゴリー化は、感覚系と運動系の相互作用で形成されるもので、環境（外界）からの感覚情報と身体の使用にともなう自己情報を意味あるものとして再構成することをいう。たとえば、ある物の色や形、大きさ、重さ、手触りなど、さまざまな情報から、それを机とか本棚といった意味ある物として認識すること、そして今自分はその机で本を読もうとしているといったこと自分の状況などを認識することをいう。知覚したものを判断する認知にあたる。

2　身体図式（body schema）の定義は、領域により多少のニュアンスの違いはあるが、自分の身体各部位のサイズや動きなど、今の身体の平均的な構造と機能を表す尺度として、自分の身体の空間的イメージを成立させる概念。メルロ・ポンティ（Merleau-Ponty）が『習慣的身体（le corps habituel）』と言ったように、習慣としての身体の恒常的表象をいう。生活におけるさまざまな動作、道具の使用などにより、身体の感覚的経験や運動的体験が蓄積され、個人の身体の各部位の大きさや運動機能、部位間の関係といったものが組み替え更新されて形成される。

文献

（1）Merleau-Ponty M（1945）Phénoménologie de la perception. Gallimard, Paris（中島盛夫訳、一九八二「知覚の現象学」法政大学出版局）
（2）山根　寛（二〇〇五）作業・作業活動がアフォードするもの（「ひとと作業・作業活動」第二版、六三-八一頁、三輪書店）
（3）山根　寛（二〇〇八）作業をもちいる療法と身体・作業（「治療・援助における二つのコミュニケー

ション」三七–六七頁、三輪書店）

（4）Edelman GM（2004）Wider than the Sky: The Phenomenal Gift of Consciousness. Yale University Press, London.

（5）山根　寛（二〇〇五）脳と作業活動（「ひとと作業・作業活動」第二版、三六–四四頁、三輪書店）

（6）山根　寛（二〇〇八）心身統合の喪失と回復―コミュニケーションプロセスとしてみる作業療法の治療機序（「作業療法」二七、七三–八二頁）

（7）山根　寛（二〇〇八）身体と作業（「治療・援助における二つのコミュニケーション」一五–三五頁、三輪書店）

（8）Ungerleider LG & Mishkin M（1982）Two Cortical Visual Systems. In DJ, Mansfield MS, Goodale MS ed. 〝The Analysis of Visual Behavior〟 pp.549-586. MIT Press, Cambridge.

（9）茂木健一郎（一九九七）「脳とクオリア―なぜ脳に心が生まれるのか」日経サイエンス社

（10）茂木健一郎（二〇〇一）「心を生みだす脳のシステム―「私」というミステリ」日本放送出版協会

（11）山根　寛（二〇〇五）作業・作業活動とは（「ひとと作業・作業活動」第二版、一–二三頁、三輪書店）

第二章　作業をもちいる療法の基本

治療医学は、病気を『治す』ことを目的としている。それに対して作業をもちいる療法は、『治す』ことより『生きる』ことを支援し、治療医学と相互補完することで、ひとがその人なりの生活を取りもどすもしくは構築することを支援する。また、身体の障害であればできるだけ損なわれた機能を元に近い状態にすることが治療やリハビリテーションの目的となるが、精神的な障害では元の機能に戻しただけでは、また同じ状態になる（再発する）。再びそうした状態を繰り返さないように、自分の特性を知り生き方を工夫し、物事の認識の仕方や考え方を変える、新たな気づきと学びが必要である。そして、それは薬物療法ではどうにもならないことである。

この章では、治すということを主目的とする治療医学と相互補完する作業療法において、病気や障害をどのようにとらえるのか、いつ、どのようなかかわりをするのか、そのための評価や治療・援助計画はどのようにおこなうのか、他の治療法とはどのような関係にあるのかなど、作業療法の基本的なことについて述べる。

作業をいとなみ作業がつむぐ

臨床に携わりながら、作業をもちいる療法とその効果をどのように説明すればわかってもらえるのだろう、といつも考えていた。作業療法についてはいろいろな定義がなされているが、どれもすっと収まるものがない。なぜだろう。それは多分に、作業療法が、働き、遊び、楽しみ、休む、そうしただれもが日々おこなっている日常的ないとなみを、治療・援助の手段としていることが原因しているように思う。

ひとの一日は
さまざまな作業のいとなみ
そのいとなみを積みかさね
一人ひとりの生活や人生が
風合いの異なる織物のようにつむがれる
作業をいとなみ　作業がつむぐ
ひと　その作業的存在

思わぬ病い
こころやからだの障害は
日々の作業のいとなみの障害となり
生活や人生のつむぎにほころびをつくる
ひとにとって病いや障害とは
日々の作業のいとなみの障害
生活や人生のつむぎのほころび

失いそこなわれた日々のいとなみ
その再びのこころみが
ほころびを繕い
あらたな人生をつむぎなおす
作業をいとなみ　作業がつむぐ
ひと　その作業的存在

（作業療法の詩：青海社より）

平凡で豊かな日常性

作業療法は、一部の技法やモデルを除けば、平凡であるが生活という豊かな質を含む、日常だれもがおこなっている、人間のいとなみ、生活行為そのものを治療や生活支援の手段とする。生活で使われる道具を工夫し、できるだけ特殊な材料や用具、設備をもちいないことが特徴である。そのため、一見しただけでは、それらがリハビリテーションとして何を目的におこなわれているのかわかりにくい。

作業療法は、その仕事が最良であればあるほど、あっけないほど単純で自然な、日常の生活風景に近くなる。優れた作業療法士による治療・援助は、治療としてのかかわりが適切であればあるほど、その貢献度は見えにくくなる。

またそうしたくらしのいとなみをもちいるため、生活、仕事、趣味や余暇、作品、生産、消費、報酬……といった、あまりにも日常的な問題が治療行為の中に入りこんでくる。その日常的な問題をも含んだ、平凡で豊かな作業の特性を治療や援助の手段とすることが、通常の医学的治療とは異なる作業療法の理解のしにくさの原因にもなっている。

しかしこの平凡で豊かな日常性にこそ、構造化された通常の治療介入では見られない、自然な治癒力を引きだす力が秘められている。そのことが、

《病いが『治る』ということから『治す』というとらわれを越えて、『病いを生きる』というリカバリーの根幹となる視点を照らしだす》

それこそが、身体性と精神性の両面を併せもつ、『現実的で具体的な作業（real occupation）』をもちいる作業療法に特有の機能なのである。

そうしたことも踏まえて、わたしは、自分の臨床経験から、作業療法を、

ひとの日々の生活のいとなみ、生活行為を手段とし
生活を構成するさまざまな作業をもちいて
ひととその生活機能をアセスメントし
生活機能に障害があっても
生活に必要な生活行為ができるよう
その人が自分と出会い
生活の仕方、物事のとらえ方を見なおし
変える気づきと学びを援助する

ことと表現する。ここでいう生活機能は、国際生活機能分類[◀注1(1・2)]（International Classification of

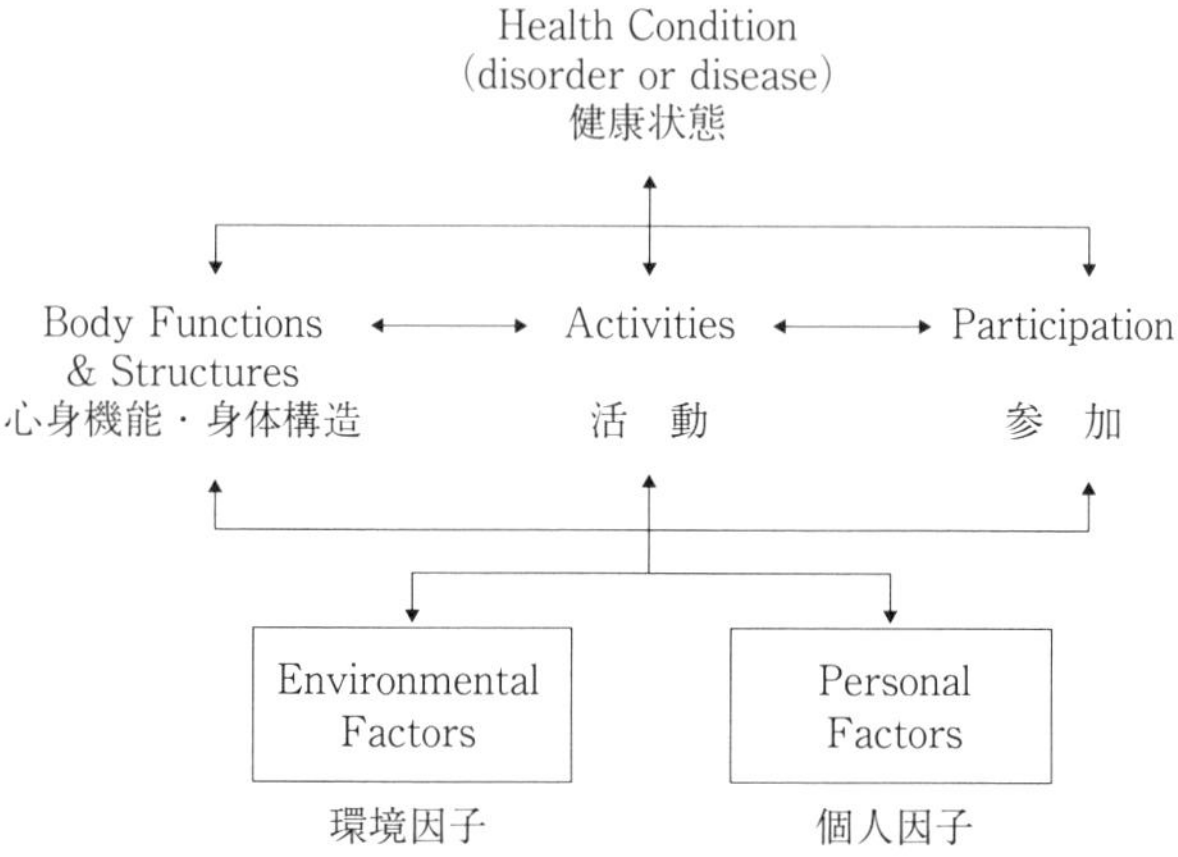

図 2-1　ICF：国際生活機能分類

Functioning, Disability and Health；ICF）でいう『心身機能と身体構造（body functions and body structures）』『活動（activities）』『参加（participation）』に相当する（図2-1）。

贈られた命を生かす

病いを治す治療医学は、命を救い、命を延ばすためにさまざまな治療的介入をする。感染症の克服に始まり、近代医学の進歩はめざましく、移植、遺伝子治療、自らの細胞から自らの組織を作る再生医療へと、とどまるところを知らず、人智を越えたとも言える領域にまで広がっている。

《そうした『命を贈る医学』の進歩のな

かで、贈られた命をどう生きるかということから、さらにはそうした医療を受け入れるかどうか、受け入れるとすれば どこまで受け入れるのか、という新たな課題が生まれている》

命を救い、命を創る医学の力は大きいが、それを受けとめるわたしたちも、心身ともに大きな負担を背負うことになる。今は、命を救い、伸ばす、救命・延命が重要な医学の課題であった時代が終わり、疾患や障害の管理、予防と健康な生活を視野に、生活の質と量（quantity and quality of life：QQOL）のありようが問われている。そして今やＱＯＬやＱＱＯＬを越えて、長く生きるよりいかに今を楽しむことで人生を終えるかというＱＯＤ（quality of death）ということが課題となっている。

心身の基本機能の異常や障害など、『脆さ（weakness）』に焦点をあて、治癒を図ってきた従来の治療医学。新たな課題は、そうした医学モデルでは解決できない、活動の制限や参加の制約といった個々の生活障害に関するもので、『命を贈る』治療医学に対して、『贈られた命を生かす』リハビリテーションに問われる課題と言えよう。

治る、治すより病いを生きる

そうした新たな課題の中で、作業療法は、『治る』『治す』というより、『脆さ（weakness）』

を生きながら『健やかさ（strength）』を生かすことで、対象者自身が自己の問題と主体的に対峙し、どのような生活をしたいのか、対象者が望む生活にむけて、活用できるものを生かすことに視点をおいた援助をおこなう。治療医学と相互補完する療法として、期待されるとともに、そのエビデンスを問われている。

もちろん作業療法も、治るものなら治すことをめざすが、

《治りきらない病いや残された障害に対して、『治る』『治す』ということより『病いを生きる』ことへの寄り添いに視点をおき、生活の自律と適応を援助する》

病いや障害がある生活は、何もかも一人でできなくてもいい。人に頼らない『自立』は大切であるが、周りの人や物をうまく活用して、自分なりの生活を律する（自律）ことができればいい。また、適応も環境や状況に自分を適応させるということではなく、環境と自分とを適応させることを意味する。ストレングスモデル[▼注2]に基づいたリカバリー支援[▼注3]にあたる。

ひとはみな、身体的にも精神的にも『脆さ（weakness）』と『健やかさ（strength）』を併せもっている。『脆さ（weakness）』は、病気にかかりやすいなど生活に支障をきたす原因にもなるが、心身の危機を感じとるセンサーのはたらきもしている。そして『健やかさ（strength）』は、個の命や種の存続に必要な力の源である。

治療医学は、『脆さ（weakness）』に起因する生命にかかわる問題に対して、救命、延命、治癒をめざしてきた。しかしこれまで述べてきたように、治療医学の進歩により、『治る』『治す』から『病いを生きる』、さらには、リカバリー（recovery）というその人自身の主体的な取り組みによる自己変革へと、視点の転換が始まっている。

ウィークネスからストレングスへ

『治る』『治す』ということより『脆さ（weakness）』を生きるということへの寄り添いにおける一つの視点がストレングス・モデルである。

治療医学は、『疾患（disease）』や『機能障害（disability）』を対象に、治癒や症状の軽減を目的とする。そのため治療医学と並行しておこなわれる医学的リハビリテーションも、心身の基本機能の異常や障害など、できなくなった（もしくはできにくくなった）状態と原因を突き止め、心身機能の維持や改善をおこなう。

そうした『できないこと』に焦点をあて、できないことを減らしたり、できなくなったことをもう一度できるようにする介入をウィークネス・モデルという。医学モデルがそれに相当する。それに対し、『健やかさ（strength）』に焦点をあて、『できること（ability）』や『可能性としてできること（capability）』を見いだし、できることを伸ばし、その人なりの生活の再建や拡大を図るかかわりをストレングス・モデル[3]という。

ウィークネス・モデルは、治癒や症状の軽減を目的とする医学モデルとしては重要なモデルであるが、治療技術の進歩が、病気の軽減とパラレルにはならない。『治す』治療の技術の進歩により、命が救われ、死が先延ばしになったことで、治らずできないこと（機能障害や活動・参加の制限・制約）が残ったり、治りきらない状態を管理して生活しなければならない状態が増えることになる。

そのため、生活が制限されたり、時には生活上の多くのものを失うことにもなる。そうしたウィークネス・モデルの行き詰まりに対して、『治す』『治る』ことから、『病いを生きる』ということに視点を変えたストレングス・モデルに目が向けられるようになった（図2-2）。

リカバリーという視点

リカバリー（recovery）は造語で、きちんと定義された用語ではなく、一つの概念を示すものである。精神障害者という代わりにconsumer（消費者）／survivor（生存者）／user（利用者）と自らを呼ぶ当事者のセルフヘルプ活動において、彼らが自分なりの生活を取りもどす経過を記録した手記から、リカバリーという概念が生まれたとされる[4~6]。精神障害を、疾患としてではなく経験としてとらえようとする試みとも言うことができる。リカバリーという概念は、精神障害者として社会から取り残された人たちに対する支援の中心的な考え方として使われるようになった。

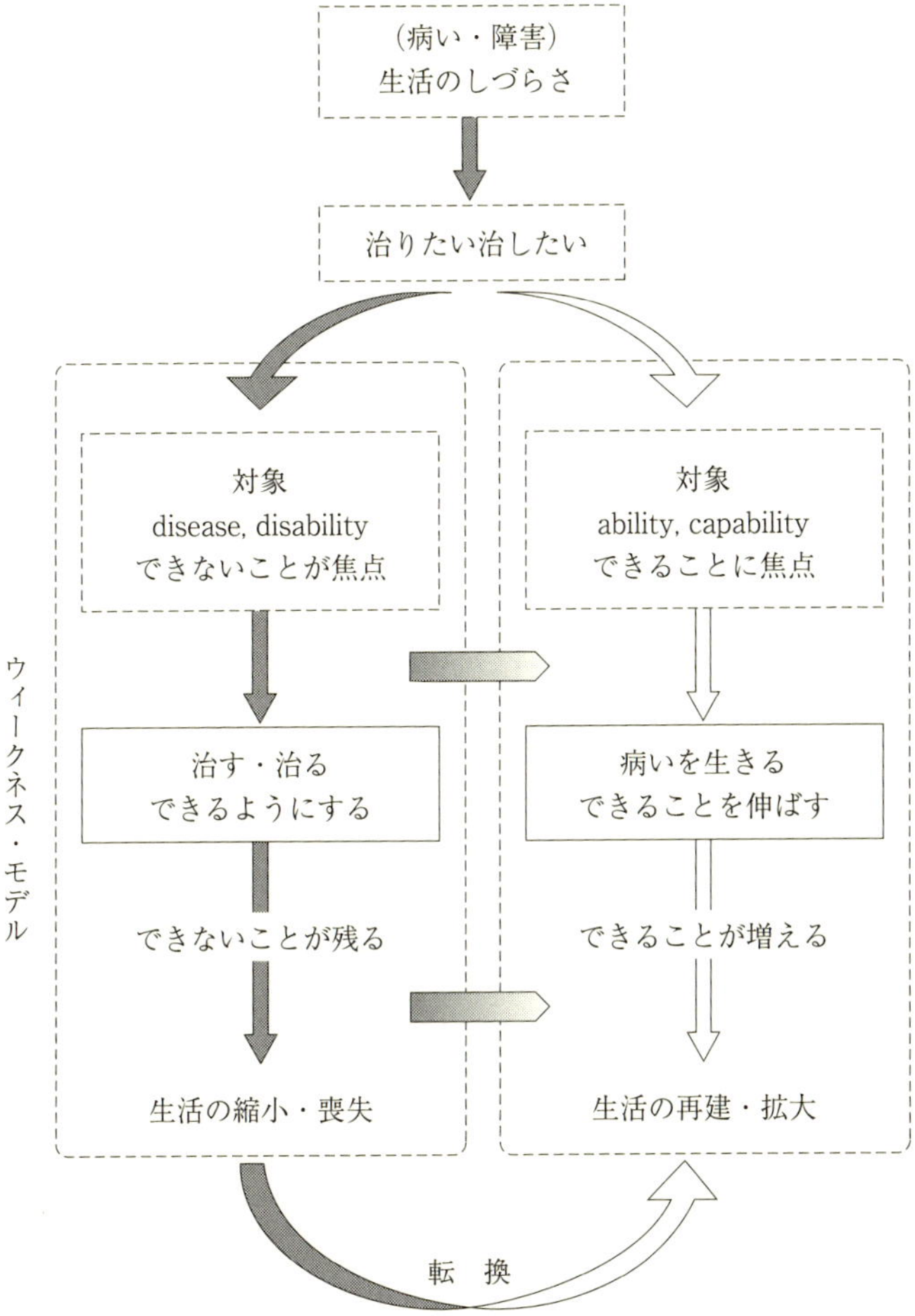

図 2-2　ウィークネス・モデルからストレングス・モデルへ

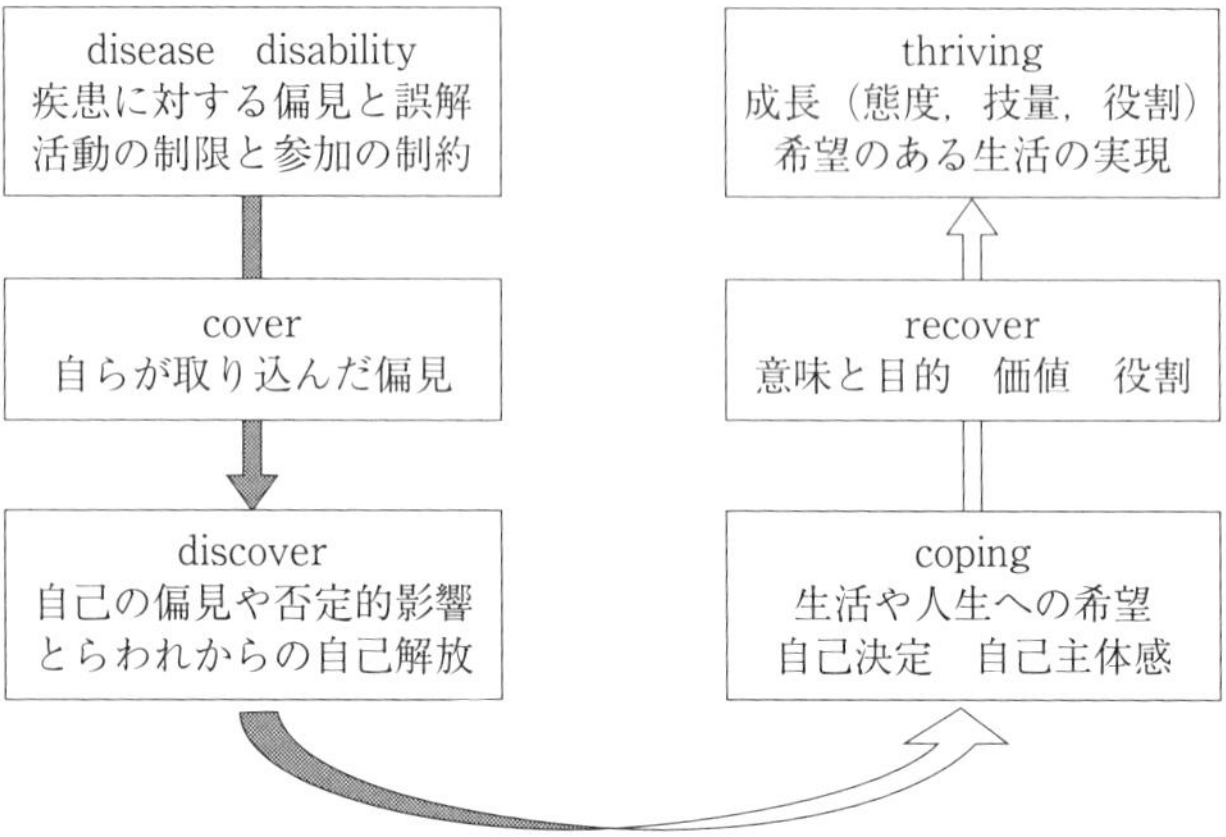

図 2-3　リカバリーの概念

リカバリー（recovery）という概念を簡略に図示すると、図2-3のように示すことができる。精神疾患（disease）や精神障害（mental disorder）は、機能的な障害の影響によるもの以上に、偏見や誤解、さらには当事者自身がその社会の偏見を取り込むことで、日常生活や社会生活に大きな制限や制約を受けることが、他の疾患や障害に比べて多い。

そのため、精神障害者であるという負荷から自分を護るために、さらに自らが取り込んだ社会の偏見により、主体性は低下し、自己を覆い隠し、病いの殻に閉じこもる（cover）。そうした閉じこもりや自分が取り込んだ偏見から自己を解放すること、自らに被せた、または被せられたとらわれ（cover）を取り払う（discover）ことが必要になる。

表 2-1　リカバリーにおける個人の変化要素

・病気や障害，生き方などに対する自分の考え方
・病気や障害への対処や取り組み
・生きる姿勢
・ものごとに対する価値観
・ものごとに対する感情
・日々の生活や人生の目的
・生活における技能や技量
・家庭や社会における自分の位置づけや役割

《さまざまなとらわれから自らを解放し、生活や人生に希望をもって、自らが主体的に対処（coping）し、新たな意味を見いだす（recover）ことで、自身の態度や価値観、感情、目的、自分なりの役割をもった人生を生きる。その成長する課程（thriving）全体がリカバリー（recovery）といわれる》

表2-1は、リカバリー（recovery）の過程で当事者自身が変化したとしてあげている要素である。

リカバリーという視点から支援する、それは治療・援助関係においては、医学モデルにおける治療者主体の関係から、寄り添い、選択の可能性を広げ、試行錯誤を支える対象者主体の関係への転換といってもよい。治療や介入という視点からすれば、患者（patient）という治療（cure）や看護（care）の対象であった者が、病いや障害はあるが、その状況を生きる者（person who lives with disease）として、自らが対処し（coping）、さらには病いや障害の有無を超えて協同して（cooperate）共に生きる共生へという、大きなパラダイムの変化にあたる。

病気や障害のとらえ方

精神の病いにともなう症状や障害をどのようにとらえるかにより、治療・援助のありようが違ってくる。治療医学は疾患を対象とするが、作業療法では病気やそれにともなう障害により生活に支障をきたしている人とその生活を対象とする。人と生活を対象とする場合、症状や障害をどのようにとらえてかかわるのだろう。症状とは何か、障害とは何かを考えてみる。

症状―こころの声、からだの声

身体の病気でも、身体的不調が原因で二次的に精神的な症状が見られることはあるが、多くは発熱や痛みなどの身体症状が、その程度の強さで、身体に生じている危機の重症度を知らせてくれる。

それに対し、精神の病気では、心身症のように身体機能の不調として表れたり、不安や疲労感であったり、意欲の減退や反対に高揚感が見られたり、自分が病気なのではなく周囲に変な現象が起きているように感じたりする。そして重症になると幻覚や妄想といった、通常の精神機能からは考えられない現象も見られるようになる。身体の病気のように発熱や痛みといった症状の程度が変わるのではなく、精神の病気では症状そのものが質的に変化する。

もし、そのような症状を、病気の結果として生じる後遺障害のような、不快で異常な現象ととらえれば、症状の軽減が治療の主な目的となる。そうではなく、症状を今起きている心身の異常事態を知らせるサイン、バロメーターととらえれば、症状の軽減を図ることもさることながら、現疾患もしくは原因に対する対処が必要になる。すなわち治療とリハビリテーションを同時におこなうことが必要になる。

また、精神的な症状は、脳の機能の器質的な変容や異常から生じるものもあるが、症状の多くは機能的なもので、それ以上病気を悪化させないための危機を知らせるサインとしてだけでなく、こころを危機から護る防波堤の役をはたしているものが多い。症状が、それ以上の危機状態に陥ることを防いでいるともいえる。

いずれにしても、精神的な症状を心身の危機に対するこころの声、からだの声として、耳を澄ませ、耳を傾け、その声を聴くとき、当人すら気づいていない危機の構造が見える。

障害——環境との相互性

精神の病いにともなう症状が、危機を知らせるサインやこころの防波堤であるなら、障害はどうとらえればいいのだろう。

バスに乗ろうとすると「おまえなんか乗るな」と声が聞こえる（幻聴の影響）。いつもだれかが監視しているようで買い物に行くことができない、電車に乗ることができない（被害的関係妄想の影響）。何をしても、自分がしているという感じがしない（解離性障害の影響）。変だと思いながらもあることが気になり、そのことが頭から離れず、日々の生活に支障が生まれる（強迫観念の影響）。そうした精神の病いにともなう障害は、原因がどうであれ、日々の生活のいとなみの障害となり、生活をしづらくしている。

さらに、精神の病いにともなう障害は、整形外科的疾患のように病気の結果として生じる後遺障害ではない。統合失調症の後遺障害として幻聴があるのではなく、統合失調症という病気だから実在しない幻の声が聞こえる。聞こえることが病気の状態なのである（病気と障害の共存）。そのため、病気の治療をしてから後遺障害に対するリハビリテーションをおこなうのではなく、病気の治療と障害のリハビリテーションが並行しておこなわれる必要がある。

また、症状としてみられる幻覚や妄想、不安などの精神機能の障害は、だれとどこで、どのように過ごしているか、環境によっても現れが違う（環境との相互性）。環境、特に人的環境の影響により、障害の出方や程度も異なる。これは感覚や運動麻痺のような身体の障害と大きく違う点である。

《精神障害の治療・援助においては、ひとがどのようにかかわるかが、活動や参加の制限・制

約だけでなく、機能障害である症状そのものをも左右する》

作業療法では、障害を国際生活機能分類（International Classification of Functioning, Disability and Health：ICF）と同様に、環境や個人因子などの背景因子との相互性として、またネガティブな機能障害や能力障害、社会的不利といった『脆さ（weakness）』だけにとらわれることなく『健やかさ（strength）』にも視点をあてた、その人の健康や生活の状態としてとらえる。

ICF——人間と環境の相互性

障害を疾患の諸帰結としてとらえた国際障害分類（ＩＣＩＤＨ）に対し、国際生活機能分類（ＩＣＦ）は、障害を個人と環境の相互性としてとらえ、障害（できない）というマイナス面だけでなく、『できていること』というプラスの面を重視したことが特徴である。たとえ心身機能の状態が同じ人でも、その人がどのような背景（個人因子：生活経験、特技、趣味、年齢、性別など）をもち、どこでだれと生活するか、その環境（環境因子：人的環境、物理的環境、使用できる制度やサービスなどの社会資源）によって、日々の活動、日常生活や社会生活への参加は異なる、といった視点である。

ＩＣＦは、人間と環境との相互性を枠組みとして、ある個人の健康状態を系統的に分類するもので、大きく『生活機能（functioning）』と『背景因子（contextual factors）』の二分野からなる。生活機能（functioning）は『心身機能・身体構造（body functions and structures）』『活動（activities）』『参加（participation）』の三つの要素からなり、背景因子（contextual factors）は『環境因子（environmental factors）』と『個人因子（personal factors）』の二つの要素からなる。障害（disability）は、構造の障害を含む『機能障害（impairments）』『活動の制限（activity limitation）』『参加の制約（participation restriction）』のすべてを含む包括な用語としてもちいられている。

これらすべての構成要素が相互に作用してひとの健康状態があるという見方で、構成要素の相互作用の関係を示したものが図2-1である。

ＩＣＦには、個人因子の扱いなど、まだ解決されていないものもありモデルとして完成されたものではない。しかし、心身の機能やその障害の状態が環境によって変化する、同じ心身の機能の状態にある人でも、その人がどのような背景（個人因子）をもち、どこでだれと（環境因子）生活するかによって、生活を構成するさまざまな作業の遂行状態（活動）、日常生活や社会生活への参加状態（参加）は異なる、といった視点は重要である。

たとえば、統合失調症の幻聴や被害的な関係妄想、認知症高齢者の見当識障害など、疾患に起因する精神認知機能の障害は、どこで、だれと、どのように過ごすかによって異なる。バスに乗ろうとすると「おまえなんか乗るな」と声が聞こえるというＳ君（第一章で登場）。しかし、「ここ（作業療法室）に来ればそうした声も聞こえへんから、その声を聞かんようにして頑張ってバスに乗ります」と作業療法室に通ってくる。脳の器質的な病気による異常であれば、聞こえるのは人の声でなくてもよいだろうし、だれといようと関係なく何か変な音が聞こえてもよいだろう。どこでだれと何をしているかにより幻聴が聞こえたり聞こえなかったり、なじんだ場所ではできることが、場所が変わり環境が変われば思うようにできなくなるなど、機能の障害や日常の生活活動も環境の影響を受ける。こうした、機能の障害や活動の制限などが、個人固有のものではなく、環境など背景因子の影響を受ける。機能障害、活動の制限、参加の制約が相互に影響しあう。さらに、それぞれが促進因子にも阻害因子にもなりうる。

障害、特に精神の障害に対する治療や援助においては、このＩＣＦの障害のとらえ方が、ストレングス・モデルやリカバリーという概念とともに重要になる。

作業療法のしくみ──治療・援助形態

作業療法においても、すべての療法と同様に、療法の対象は病いや障害ではなく、その病いを生きる対象者個人であるが、治療・援助形態には個人作業療法と集団作業療法がある。

本論に入る前に、そうした作業療法の治療・援助形態について紹介する。作業療法の実施形態を表2-2に示す。

表 2-2　作業療法の形態

<table>
<tr><th colspan="3">形　態</th><th>対象人数*</th><th>目　的</th></tr>
<tr><td rowspan="2">個人作業療法</td><td colspan="2">1 対 1</td><td>1</td><td>導入，個別面接，個人精神療法として</td></tr>
<tr><td colspan="2">パラレルな場の利用</td><td>4,5 ～ 10</td><td>緊張が高い，自閉傾向者の導入など</td></tr>
<tr><td rowspan="4">集団作業療法</td><td rowspan="3">小集団</td><td>並行集団</td><td>4,5 ～ 7,8</td><td>緊張が高い，自閉傾向に対する場の利用</td></tr>
<tr><td>力動集団</td><td>7,8 ～ 10</td><td rowspan="2">共通の課題や集団志向にむけた個人力動と集団力動の相互作用の利用</td></tr>
<tr><td>協同集団</td><td>10 ～ 15</td></tr>
<tr><td colspan="2">大集団</td><td>20 程度～</td><td>マスの効果の利用</td></tr>
</table>

*1 人の作業療法士が同時に対応するおおよその人数

個人作業療法―一対一とパラレル

《個人作業療法は、個々の問題に焦点をあて、個人を対象におこなうものであるが、セラピストと対象者が一対一でおこなうものと、場を共有しながら他者と同じことをしなくてもよいパラレル[注4](7・8)な場の機能をもちいるものがある》

作業療法士が一人の対象者に対して個別におこなう作業療法は、通常は緊張が高い患者や自閉傾向が強い患者に対し、少しずつ関係を作りながら開始する導入期に主にもちいられる。そのほかにも、個別におこなうことが必要な面接や評価の一部、言語の代わりに作業活動の非言語性をもちいる個人精神療法としての作業療法、緩和期における看取りの作業療法などがある。

一方、パラレルな場をもちいる個人作業療法とは、他者とのかかわりを義務づけられていない緩やかなひとの集まりの場を利用するもので、緊張が高い患者や自閉傾向が強い患者に対し、少しずつ緊張や自閉の殻を解いていくときに有用である。

パラレルな場では、作業療法士は複数の対象者に対して、それぞれの状態や利用目的に応じて個々に関与する。同一時間内の作業療法士一人あたりの対象患者数は、同席患者の回復状態によるが、四、五名くらいであれば個々の話を聞いたり作業を教えたりすることができる。また、時々サポートすれば自分で作業に取り組めるようになった人、自分からは活動に手を出すまでにはいたらないが他者の活動を見て過ごす人、参加し始めたばかりの人などいろいろな状態の人が参加するようになれば、一〇名程度なら対応できるようになる。

パラレルな場を利用すると、患者は個々に活動しているが、作業療法士が他の患者にかかわっている様子や回復状態の異なる患者がそれぞれ作業に取り組んでいる様子を自然に見聞きする。その自然に見聞きすることが、普遍的体験をともなう安心感を与える機会となったり、他者との距離のとり方を学ぶよい機会になる。いわゆる見学効果である。同程度の人数であっても、パラレルな場は集団療法より緊張感が少なく、一対一の個人療法とも集団療法とも違う，ひとと人とのかかわりが広がり、活動性も高まるといった効果がある。病状の変動など何らかの理由で参加が断続的になっても継続が可能である。

毎日決まった時間、決まった場所で、パラレルな場が開かれていれば、亜急性状態の人や自閉的な人、継続的な参加が困難な人にとっては安心できる場となる。どのような状態であっても同じように受け入れられる枠の緩やかな安心・安全が保障された場の意味は大きい。

集団作業療法―ひとの集まりを生かす

集団作業療法も対象は個々の患者であるが、個人力動と集団力動の相互作用の効果やある人数を集めておこなう数の効果など、ひとが集まること、ひとを集めることの特性を生かして治療・援助をおこなうものをいう。一般に集団療法としておこなわれているものは、一つのプログラムで開始から終了までかかわる形態が多い。それに対し作業療法では、複数の集団プログラムの中から、対象者の状態に応じて選択し組み合わせてもちいる。精神科作業療法やデイケアの週間プログラムなどもこの形式で提供されることが多い。

作業療法では集団の機能をかなり広義に利用する。通常、集団の特性をもちいる作業療法は、目的によって大きく三つに分類される。作業や作業活動にともなう具体的な課題にそって何かを習ったり、学んだり、技術を身につける課題志向集団、作業を通して集い、ひとと交わり、憩うといったひととのかかわりを目的とする集団志向集団、そして集団精神療法における言語の補助もしくは言語の代わりに作業の非言語的コミュニケーション機能をもちい、自己洞察や自己変容を図る力動的集団である(9)。

対象にあわせたシステムプログラム

作業療法においては、日々の生活の安定から社会参加にむけた一連のリハビリテーション過程のなかで、対象者に対する援助の目的や対象者の状態（回復レベル）に応じて、個人作業療法プログラムと集団作業療法プログラムが、作業の利用の仕方と併せて使い分けられる。それが、作業療法の特徴といえる。

たとえば、陽性症状の影響がある亜急性状態のように、ひととの共同活動が負担になるような状態であれば、最初は作業療法士が一対一の個人作業療法としてかかわる。そうして、作業療法士と過ごすことに慣れれば、パラレルな場を利用した個人作業療法を取り入れ、ひとの中で過ごすことを試みる。

パラレルな場で、自然に生まれるひととのかかわりに慣れてくれば、レクリエーションや趣味的な集団作業療法プログラムにより、身体を動かしたり、ひとと共に楽しむなど、生活における心身の基本機能の回復と改善を目的とした場や、交わり、憩うといった集団志向集団プログラムを取り入れる。

また、生活の自律にむけた時期になれば、必要に応じて、対人関係、生活技能の学習、そして仕事に関連した活動へと課題集団や自己洞察や自己変容を図る力動的集団を利用する。作業自体も必要に応じて、目的としてもちいたり、手段としてもちいるなど、利用の仕方を変える。

《作業療法のプログラムは、対象者の状態に応じて、作業のもちい方とともに、治療・援助形態（プログラムや場）を組み合わせる、いわゆるシステムプログラムとして提供される》

それこそが、作業療法の治療（援助）構造の重要な特徴の一つである。

回復状態と作業療法

作業療法は、安静が必要な急性状態を除けば、亜急性状態から、回復期、維持期、緩和期と対象者の回復状態に応じておこなわれる。図2-4は回復過程とその状態に応じた作業療法の目的を図示したものである。作業療法がおこなわれる時期（状態）とその概要を紹介する[10]。

早期―病状の安定、遷延化防止

早期リハビリテーションとしておこなう作業療法は、亜急性期と称される時期（状態）が対象

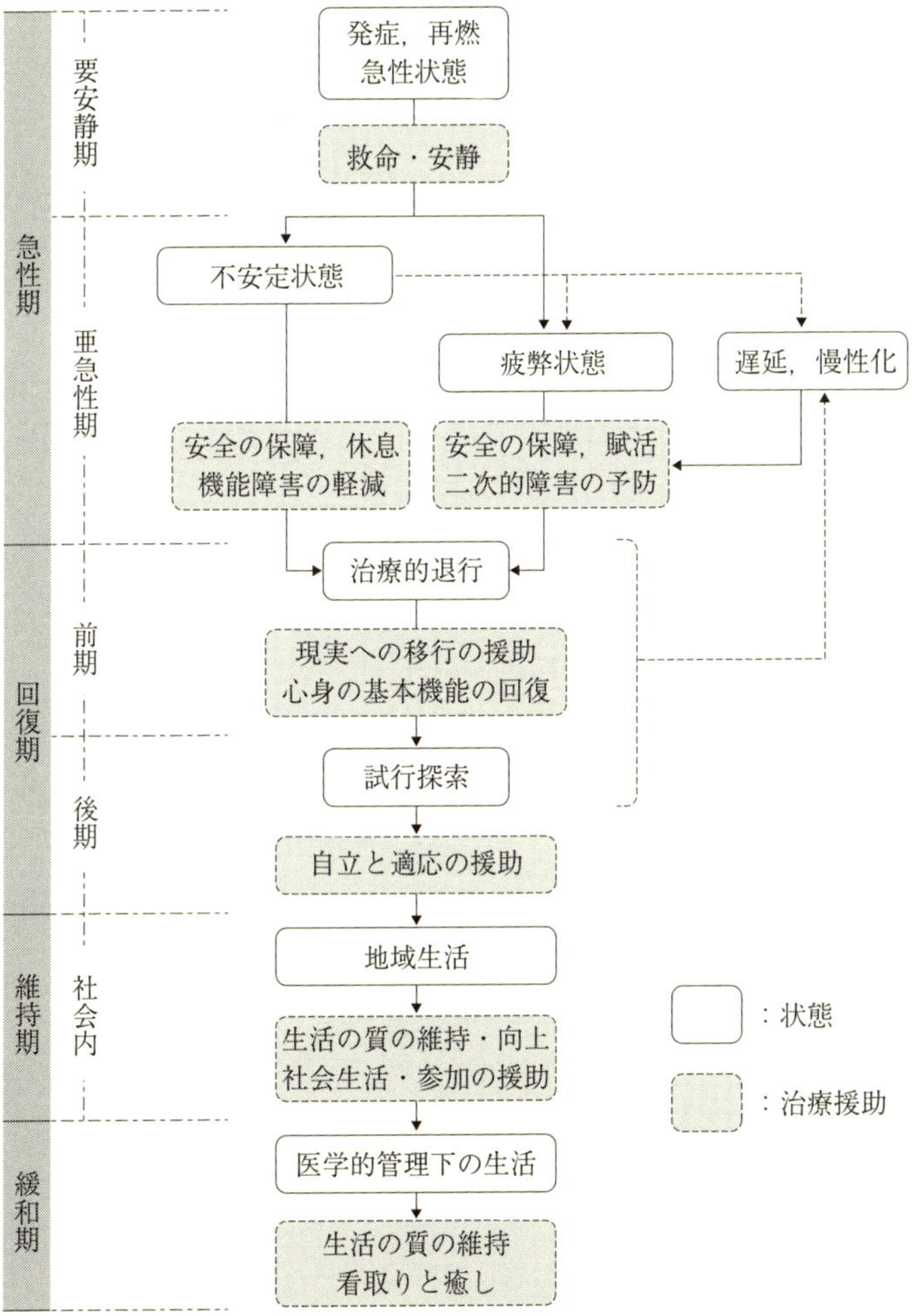
急性期
要安静期
亜急性期
回復期
前期
後期
維持期
社会内
緩和期
発症，再燃
急性状態
救命・安静
不安定状態
疲弊状態
遅延，慢性化
安全の保障，休息
機能障害の軽減
安全の保障，賦活
二次的障害の予防
治療的退行
現実への移行の援助
心身の基本機能の回復
試行探索
自立と適応の援助
地域生活
生活の質の維持・向上
社会生活・参加の援助
医学的管理下の生活
生活の質の維持
看取りと癒し
：状態
：治療援助

図 2-4　作業療法の関与時期と目的

となる。亜急性状態は、安静が必要な急性状態は脱したが、幻覚妄想など陽性症状の影響が少し残り、わずかな刺激で混乱しやすい、もしくは逆に急性状態における疲弊から活動性が低下し、すべての行動が緩慢になり、ぼんやりとして反応が乏しい状態をいう。前者にあっては、ひとの動きや声、音などいろいろな刺激に対して過敏に反応したり、幻聴なのか、実際の声なのか、自己の内外で起きていることの区別がつきにくいといったようなことが見られる。感覚された情報を、知覚、認知、判断し、対処する自我の統合機能や選択的注意機能がはたらかない、刺激に対する過覚醒と思われる状態にあるともいえる。

また後者の反応が乏しい状態は、過覚醒状態に対する防衛として入力刺激への反応が低下している、もしくは急性状態に対する反動とみられる。いずれにしても、こうした状態で適切な働きかけがないまま経過すると、回復の遅延や慢性化を招くことになる。

入院の場合であれば、絶対安静が必要な状態は、通常は一〜二週間で終わらせ、病状の安定と遷延化を防ぐために、早期作業療法の導入を図る。亜急性状態においては、生活技能訓練としての作業療法、いわゆる機能回復のためのリハビリテーションは負担が大きいためおこなわない。こうした不安定な状態に対しては、侵襲性の少ない、安全が保障された場と安心できる環境で、作業の具現化機能や作業依存を生かして、作業するということをシェルターとしてもちい、刺激から保護する。

そして、作業にともなうリズムや身体感覚など作業の生理的レベルの効用を利用し、作業療法

表 2-3 亜急性期の作業療法

回復状態	亜急性期
時期，期間	長くても 1 か月
作業療法の目標	病的状態からの早期離脱 二次的障害の防止
作業療法の形態	個人作業療法（1 対 1，パラレル）
作業療法の役割	安全・安心の保障 症状の軽減 無意識的欲求の充足 衝動の発散 休息の保障 基本的生活リズムの回復 現実への移行の準備 鎮静と賦活
治療・援助の場	精神科作業療法認可施設 必要に応じて病棟など

士との一対一の関係、もしくは他者と場を共有しても同じ活動をすることが要求されないパラレルな場を使い、不安や混乱を避け、休息と適度な賦活を図ることになる。現実感の回復は、状態にもよるが長くても一か月以内を目安にするとよい。亜急性期の作業療法の目標、形態、役割、治療・援助がおこなわれる場などを表2-3に示す。作業をもちいたかかわりの実際については第三章で述べる。

回復期前期―現実移行、心身の基本機能回復

回復期は、亜急性期の状態から少し安定し、現実感の回復が見られ始めた時期がはじまりであるが、作業療法の臨床上は回復期を前期と後期に分けたほうが現実的である。

前期には、現実感が回復し始めたとはいっ

表 2-4　回復期前期の作業療法

回復状態	回復期前期
時期，期間	1，2 か月長くても 3 か月
作業療法の目標	現実への移行の援助 心身の基本的機能の回復
作業療法の形態	個人作業療法（パラレル） 小集団作業療法
作業療法の役割	身体感覚の回復 基本的生活リズムの回復 楽しむ体験 基礎体力の回復 身辺処理能力の回復 自己のペースの理解 自己コントロール能力改善 退院指導・援助
治療・援助の場	精神科作業療法認可施設 必要に応じて院外施設など

ても、急性状態にともなう心身機能の低下や混乱からの回復は十分ではないため、現実検討や生活適応技能の習得など、生活にむけたリハビリテーションをおこなうには少し早い。そのため、入院中であれば退院にむけて、居宅生活であれば地域社会とのかかわりの回復にむけて、現実への移行の援助や基本的な心身の機能の回復が必要である。

回復期前期の状態における作業療法は、積極的なリハビリテーションにむけてのレディネスを整えることが役割といえる。作業療法の目標、形態、役割、治療・援助がおこなわれる場などを表 2-4 に示す。

具体的には、急性状態の時期にはで

きなかった遊びや楽しむということ、作業を介して他者と共に過ごす、あまり無理をしなくても他者に受け入れられるといった体験ができる場を提供する。そうした場を利用して、病相期を抜け出した後の疲れや低下した心身の基本的機能の回復、普通に夜寝て日中活動するといった一日の生活リズムの立て直しを中心に、少しずつ自分の身のまわりのことの自律を図る。

早すぎる訓練は病的状態への後戻りや、受身的、依存的な行動を引きおこしやすいので注意が必要である。回復期前期の作業療法は、現実への移行と心身の基本的機能の回復を主目的とする早期リハビリテーションの一環としておこなうもので、入院であれば入院後およそ一〜二か月、長くても三か月を目処とする。

この状態が改善されれば、原則として退院し、生活に必要な技能の習得などは外来で通所の形でおこなう。仮に状態が不安定で、それ以上入院が長引くようであれば、施設内生活に中心をおいた維持期リハビリテーションに移行し、早期の退院をめざしながら生活感を失わないようにする配慮が必要になる。

回復期後期―自律と適応

回復期後期は、具体的な作業を対象者自身がおこなうことで、生活の自律と適応にむけた基本的な学習・訓練に取り組むことになる（表2-5）。自分が何がどのようにできるのか、何ができな

表 2-5　回復期後期の作業療法

回復状態	回復期後期（早期退院後）
時期，期間	～１年程度
作業療法の目標	自律（最大限の自立）と適応の援助
作業療法の形態	小集団作業療法（課題集団，力同集団）
作業療法の役割	生活管理技能の改善・習得 対人交流技能の改善・習得 役割遂行能力の改善・習得 自己能力や限界の確認 達成感の獲得 自信の回復 社会性の獲得 職業準備訓練 家族調整・環境整備 社会資源利用の援助 障害との折り合い・受容
治療・援助の場	精神科作業療法認可施設 デイケア施設など

いのか、といった自己能力の現実検討とともに、自分の選んだ生活への適応にむけた生活技能の改善や習得、これまで自分がとってきた方法を見なおして少し変えてみるオルタナティブな試み、社会資源や人的資源をうまく利用できるようになる、といったことなどが目的になる。

実際には、身辺処理や生活管理など日常生活技能の習得、コミュニケーション技能や対人交流技能、手段参加技能などの改善や習得、さまざまな社会資源の利用、就労や修学にむけた準備などが、具体的な作業活動を通しておこなわれる。

この時期の作業療法は、可能な限り外来作業療法やデイケアなどを利用して、外来もしくは地域リハビリテーションとしておこなうほうがよい。

この期は、社会参加にむけて積極的にリハビリテーションをおこなう時期にあたり、早期退院時を基準とすれば、退院後半年から一年を目安にするとよい。長くても二年程度に限界設定しないと、治療と称して生活を奪うことになりかねない。

期間の設定は難しいが、期間の目処を決めないでいつまでも続けると、目標があいまいになり、かえって生活感の低下を招き、社会参加の道を閉ざしてしまうことになる。いわゆる社会的入院に対し、社会的通所と称される状態を助長することになるので注意が必要である。

維持期―生活の質

維持期は生活期とも称されるように、症状の程度にかかわらず大きな病状の変動が収まり、その心身機能を維持しながら生活に視点をおいた援助が必要な状態をいう。病状の程度により地域生活を中心とする社会内維持（表2-6）と、医療による保護的環境下で生活の質を維持する施設内維持（表2-7）とがある。いずれも日常の生活支援を中心に、再燃・再発を防ぎながら生活の質の維持や向上を図る、生活をすることがリハビリテーションとして機能するような工夫が必要になる。

具体的には、家族の指導、住宅の確保、復職・就労・修学の援助、ジョブコーチや社会資源の利用援助など、直接的、間接的に社会参加にむけた支援をおこなう。何十年も入院していた人が、

表 2-6　施設内維持期の作業療法

回復状態	施設内維持期（長期在院）
時期，期間	限定しない
作業療法の形態	個人作業療法（パラレル） 集団作業療法
作業療法の目標	生活の質の維持・向上 施設内生活の援助
作業療法の役割	生活の自己管理 病気とのつきあい方 仲間づくり 役割・働く体験 楽しむ体験 趣味を広げる 基礎体力の維持 他者との生活上の交流 環境整備
治療・援助の場	精神科作業療法認可施設 必要に応じて院外施設など

わずかなことがきっかけとなって、退院し自分の現実的な生活を取りもどすこともある。長期の療養においてはその状況に安住することで安定を保っているため、新しい展開が不安をもたらすことが多い。しかし、働きかけがなければ状況依存のまま社会参加の機会を失うことにもなる。

治療と称して生活を奪わないこと、そして強要せず関心を示し続けることが、維持期リハビリテーションとしての作業療法の大きな役割である。

緩和期——人生の括り

緩和期とは、心身機能の維持も難しいが、ホスピス的な視点で医学的管理

表 2-7　社会内維持期の作業療法

回復状態	社会内維持期（早期退院後）
時期，期間	限定しない
作業療法の目標	生活の質の維持・向上 社会生活・社会参加の援助
作業療法の形態	個別（1対1） パラレル
作業療法の役割	社会生活リズムの習得 社会生活技能の習得 病気とのつきあい方 仲間づくり 地域社会との交流 生活の自己管理 余暇の利用 環境調整 相互支援ネットワークづくり 就労援助 適切な危機介入
治療・援助の場	地域生活支援施設 地域活動支援施設

をしながら、人生の最後を安らかに過ごすことが必要な状態をいう。生活の質の維持、看取りと癒しといったかかわりが主になる（表2-8）。

この期には精神科領域においてもホスピスの機能としての作業療法が必要であり、ＱＯＬ（命の質、人生の質）の視点から、安らかな環境の中で人生を締めくくることができるようなかかわりが求められる。

それはＱＯＬからＱＯＤ（quality of death）、すなわち人生のよりよい終わり方、その人の一生の括りへの寄り添いと支援ともいえる。維持期・緩和期ともに、その個人

表 2-8　緩和期の作業療法

回復状態	緩和期
時期，期間	限定しない
作業療法の目標	生活の質の維持 看取りと癒し
作業療法の形態	個人作業療法（1 対 1） 小集団作業療法（並行集団）
作業療法の役割	安全・安心の保障 安心して悲しむことができる 場の提供 小さな楽しみの提供 生活リズムの維持 安静・休息
治療・援助の場	病室 作業療法認可施設

の生活を構成する具体的な作業を通して、一日、一週間という生活のリズムを整え、生活の質を支えることが作業療法の大きな役割である。

《長い療養生活の終わりに、安心して悲しみ嘆くことが保障されることは、苦しみを忘れ楽しむことと同様に重要なことである》

作業療法導入のコツ

安静が必要な状態を脱したら、病状の安定と遷延化を防ぐために、早期に作業療法へ導入することが望ましい。しかし、導入の仕方によっては病状の悪化を招くおそれがあり、作業療法への導入には注意が必要であるため、導入の仕方に関して少し詳しく紹介する。

《作業療法導入にあたっては、パラレルな場の利用が可能か、治療者との一体一でおこなう個別のかかわりから始めたほうがいいかを判断する》

いずれの場合であっても、導入の適否は、作業療法場面におけるその場の人や作業などから受ける刺激に対する対象者の反応（感覚・知覚・認知パターン）を見ながらの判断になる(11)。

初めての参加の場合には、参加のきっかけや入院生活に対する感想、興味のある活動の有無などを聞きながら、表情、服装、話し方、動きなどを観察する。対象者の反応は、外見や話し方、動き、作業に現れる。そこがその人にとって安心できる場らしいと感じられれば、表情が少し和らいだり、落ちつきのない動きが少し収まったりする。このような、その場その時の『いまここで（here and now）』の反応を見ながらの対処が何より重要な時期といえる。

よく自主性を重んじ、作業を押しつけないといった意味から、何でもしてみたいことをといったかかわりがなされることがある。相手の気持ちを大切にし作業が押しつけにならないようにという意味でのことと思われる。しかし、相手の気持ちを大切にしているように思われるかもしれないが、亜急性状態のように何をしていいかがわからない者にとっては、判断をするそのことが混乱を招いたり、負担をかけることになる場合が多い。

そのため、落ちつかなかったり、何をしていいかわからないといった様子が見られる場合は、「自分ができることをしてみるといいけど、何をしていいか困るでしょうから、もしできるようなら最初にこれをしてみましょう。してみてどんな感じになるか教えてください」と、作業療法士が作業を選択するということの責任をとる形で、なにか作業を紹介するとよい。

そうして、作業に取り組んでみて表情や動きが落ちつくようなら、そのまま続ければよい。作業の遂行に間違いが多かったり、興味が拡散するなど混乱が増すようであれば、作業を勧めた場合と同様に作業療法士が責任をとる形で、作業を止めればよい。亜急性期の状態では病状の変化が大きいため、作業に導入した後も、作業を続けることの適否の判断が常に必要になる。

作業療法における評価の視点

作業療法がめざすところは、他の治療や援助と異なるものではないが、

①これまでどのような生活（生活歴、職歴、現病歴など）をされてきたのか
②現在どのような生活（心身機能、生活活動など）をしておられるのか
③これからどのような生活を希望（本人、周りの人のニーズなど）されているのか
④どのような環境（人、物、制度）で生活するのか

（表2-9）を知り、ひとの日々のくらしのいとなみ（表1-1）を手段とし、そのいとなみ（作業活動）を共におこなう人との交わり（療法集団）をもちいてかかわる。そのため①から④を知ることが

評価にあたる。

生活の場、もしくはそれに近い場におけるその人の具体的ないとなみ（生活活動）を通して、心身がどのような機能にあり、日々のいとなみにおいて何に困りどこに援助が必要か、必要な援助の質と量を知ることに視点をおく。困っていることの原因究明は、必要に応じてその後におこなう。『治す』ことを第一におく治療と相互補完する『病いを生きる』援助の視点である。

他の治療法との関係

精神疾患・障害の治療・援助に対しては、身体療法と心理社会的療法があり、対象やそのニーズに応じてこれらが包括的にもちいられる（図2-5）。心理社会的療法の多くの技法が構造化され、対象と目的をある程度限定しておこなわれるのに対し、作業療法は、急性期から回復期、維持（療養）期、緩和期と対象者の状態に応じ、また機能の障害、活動の制限、参加の制約といった生活機能のどの部分に対処するかによって、対象者に対する援助の目的や手段が異なる。いわゆるシステムプログラムという特性をもつ。

そのため、作業療法を一技法として示すことが難しく、実際には回復状態と目的に応じてさまざまな関連の技法を取り入れながら、対象の状態に応じて包括的に対処する。ここでは簡単に関

表 2-9　精神障害に対する作業療法評価項目例

これまでの生活（これまでの生活経験）		
生活の歴史		生育歴，生活歴，家族構成，家族歴，教育歴，その他生活史上の重要なできごとなど
病気と健康		現病歴，治療歴
役割体験		職歴，家庭内や社会での習慣や役割など
いまの生活（どのような状態で生活しているか，援助の必要性を含めて）		
心身の状態	精神機能	知覚・認知・心理的機能の状態と障害
	身体機能・構造	感覚・運動機能と構造，内部機能，体力などの状態と障害
活動の状態	身辺処理	食事，排泄，睡眠，整容，衛生，更衣，入浴など
	生活管理	金銭，時間，貴重な物品，安全，健康（服薬を含む）など
	家事行為	掃除，洗濯，整理整頓，調理，買い物，育児など
	コミュニケーション	表現手段，返答，主張，断り方，聞き方，理解度など
	対人関係	対象による関係，関心のもち方の違い，恒常性など
	作業遂行	認知・課題遂行的側面，身体的側面，心理的側面
	移動・社会資源利用	公共機関，交通機関・通信などの利用
参加の状態		コミュニティライフ，職業生活
これからの生活（どのような生活を希望しているか，予後を含めて）		
本人の希望		心身の状態，生活における活動や参加に関する希望
周囲の期待		家族や周囲の人が本人に対して抱いている期待
予後予測		これからの生活にどのように影響するか

環境・制度・サービス（その個人が生活し利用できる自然，物，人，制度など）	
生活の環境　人的環境	家族の支援，友人・知人の支援，社会的支援
物理的環境	住居，交通機関，住居周辺環境，学校・職場環境，など
経済環境	治療費や生活費などの経済的背景
法や制度，サービス	有効に利用可能なもので十分活用していないもの
個人の特性（「これまでの生活」以外の個人の特性）	
基本的な作業遂行能力	課題遂行の認知・身体・心理的側面，ワークパーソナリティ
職業技術など特殊技能 趣味，特技など	免許やそれに類する特別な技能
自己理解と受容（自分の状態をどのように把握しているか）	
自己能力の現実検討	自分の能力に対する自己評価とそれに対する気持ち
自己認知	自分の価値観や考え方，長所や短所，性格などをどのように認知し，またそれに対する気持ち
障害に対する認識と受容	自分の病気や障害についての認識とそれに対する気持ち

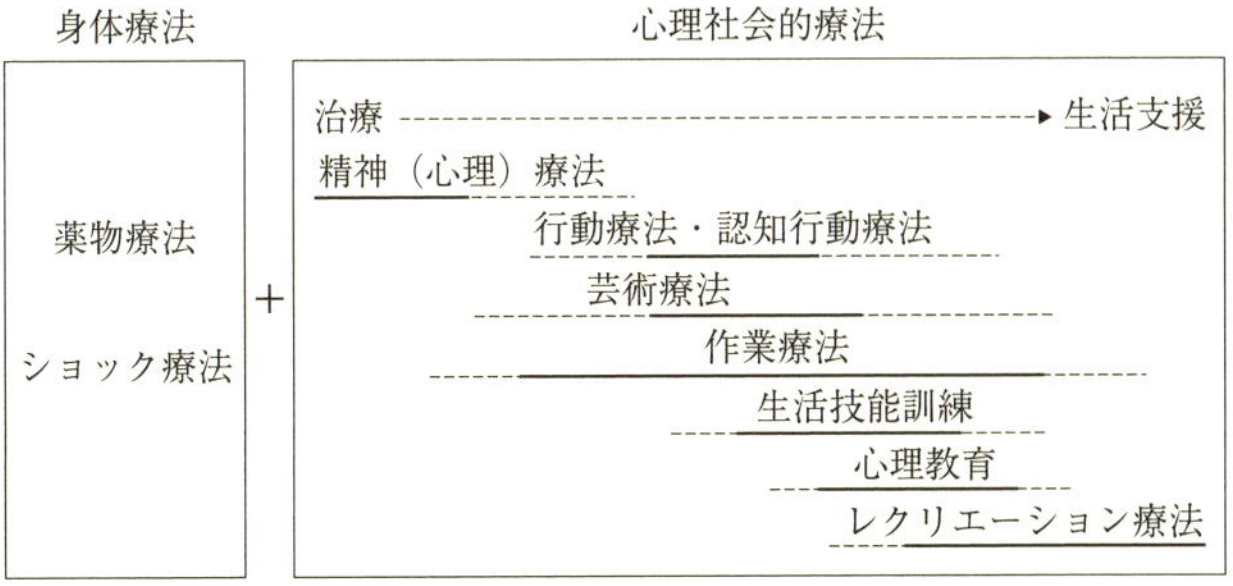

図 2-5　精神疾患・障害に対する治療・援助

連療法と作業療法の関係を紹介する。

身体療法と作業療法

身体療法の中心となるのは薬物療法で、一九五二年のクロルプロマジンの発見に始まった。中枢神経系に作用し精神状態や精神機能に影響を与える向精神薬といい、向精神薬には、精神安定剤（tranquilizer）、抗うつ薬、抗躁薬、中枢神経刺激薬、睡眠導入剤、鎮静催眠薬、抗ヒスタミン薬などがある。

精神安定剤（tranquilizer）は、皮質下領域に作用して静穏作用を示すもので、幻覚や妄想といった症状の抑制に使われる抗精神病薬（major tranquilizer）と不安や緊張の鎮静に使われる抗不安薬（minor tranquilizer）とがある。昨今は、錐体外路症状・口渇・便秘などの副作用が少なく、陰性症状にも効果あるとされる非定型抗精神病薬（atypical antipsychotic）が使用されるようになった。

薬物は、効き目が大きいものほど副作用も大きい。多くはドパミン抑制によるパーキンソン病様の錐体外路症状とアセチルコリン抑制による消化管の活動や分泌活動の低下である。その他、眠気や性ホルモン異常、血圧低下、頻脈、心電図異常など循環器症状、高熱、筋強剛、意識障害、頻脈、発汗などの悪性症候群、体重増加や血糖値上昇などがある。

作業療法は、薬物療法と相互補完する形で、病状の軽減や薬物では治療できない生活技能の習得などを目的におこなわれる。急性期においては、薬物の使用料を抑えて早期に病状を減少させることが重要な目的となる。

その他の身体療法として現在おこなわれているものに、電気けいれん療法（electroconvulsive therapy；ECT）がある。無けいれん療法が開発されたことにより、危険性が軽減され比較的即効性があるため、気分障害、統合失調症などで難治性の場合や抑うつをともない自殺の危険が強い場合などにもちいられる。

精神療法と作業療法

精神療法は psychotherapy の訳語で、医師がおこなう場合のよび方で、臨床心理技術者がおこなう場合は心理療法と称される。精神療法の定義に一定したものはないが「訓練を受けた専門家が、対象者との間に一定の契約を結び、その精神障害や不適応現象などの情緒的問題に対して、それらの背景にある心理機制に働きかけ、症状や障害を除去したり緩和し、人格の発展や成長を促す」こととされる[12]。作業療法においては、言語がコミュニケーションの手段として適応が難しい対象に対して、絵画や音楽など投影性の高い作業を非言語コミュニケーションの手段としてもちいてかかわることもある。

近年、言語を主媒体とする狭義の精神療法は見られなくなってきたが、支持的な精神療法の関与の姿勢は、患者・治療者関係における基本姿勢として、また、対象者の言動の理解や自分と対象者の関係の把握、対象者との治療（援助）関係を成立させる過程では、精神力動論などの理論や技法が活用される。

作業療法ともっとも関連の深い精神療法の技法は訓練的精神療法で、その基本的な手法は、具体的な作業活動をもちいて生活適応技能などの学習をおこなう場合においても、対象者の理解やかかわりの基盤となる。統合失調症など言語交流に支障がある対象に対しては、作業活動の非言語性を生かしてその欲求を満たしたり、表現手段として作業活動を利用する場合に、表現的精神療法の理論や技法をもちいる。

心理教育と作業療法

心理教育は、精神障害のような受容しにくい問題を抱える人たちがどのような体験をしているのか、その心理面へ十分な配慮をしながら、正しい知識・情報を伝え、病気や障害にともなう諸問題への対処方法を習得してもらう。そうして、自己決定能力を身につけ、社会資源を利用し、主体的にその人なりの生活ができるよう援助するものである。

対象となる人のエンパワメントの援助といえる。心理教育は、リハビリテーションプログラムの一つとして、医療に限らず保健、福祉、教育など広い領域で、対象者や家族に対して実施されている。

心理教育は特別なものではないが、知識レベルでとどまることなく、いかに汎化できるかが課題となる。そのため、心理教育で正しい知識・情報を伝え、作業療法プログラムでは、具体的な作業を通して、心理教育で得たことが体験できるような機会を作る。

行動療法・認知行動療法と作業療法

行動療法は、不適応行動を学習における条件づけの不足、もしくは過剰な条件づけととらえて、学習理論に基づいた適応のための条件づけをおこなうことで、不適応行動の変容を図るものである。精神療法が、自己洞察など人格の内面にかかわるのに対し、行動療法はその行動の原因の解釈はあえておこなわず、おきている問題（現象）に焦点をあて、問題の解消を図ることが特徴といえる。

近年は、認知や感情に焦点をあてる認知療法と融合し、認知行動療法とよばれ、リハビリテーション、生活技能訓練、習癖の改善、矯正教育など、幅広く利用されている。

作業療法の生活技能の習得などでは、社会的学習理論や認知行動理論と同様に、主にモデリングを生かした認知行動療法の技法がもちいられている。行動療法や認知行動療法は、汎化が課題となるが、作業療法では具体的な生活に関連する作業をもちいた体験を通しておこなうため、汎化の可能性が高いことが特徴といえる。また摂食障害に対する行動療法では、運動制限や栄養摂取など制限制約も多く、治療にともなうストレスが高くなる。そのため、作業療法は相補治療として、ストレス軽減を担うことが多い。

生活技能訓練と作業療法

生活技能訓練（social skills training）はSSTともよばれ、医学、教育、心理学、犯罪学と幅広い領域でもちいられている。一九六〇年代米国の入院中心主義から地域ケアへという精神医療の転換のなかで、地域に出た精神障害がある人々と市民との間のトラブルが問題になった。その解決のため、自分の思うことを、他者にわかるように他者に伝え自己主張訓練（assertion training）がおこなわれるようになった。それが、生活技能訓練のはじまりである。

SSTは、その自己主張訓練をリバーマン（Liberman）らが一九七〇年代に系統的な訓練法として技法化したものである。[13・14] 日本には一九八〇年代後半から積極的に紹介され、一九九五年に入院生活技能訓練療法として診療報酬の対象となった。

SSTは認知行動療法に相当し、前述したように汎化が一つの課題になっている。そのため、作業療法では、SSTの特性である課題の明確化やモデリング、積極的なポジティブフィードバックを作業療法場面で活用し、双方の利点を生かしたもちい方がなされる。

芸術療法と作業療法

芸術療法（art therapy）は、創作的な表現活動を心身障害に対する治療に役立てようとするもので、広義の精神療法の一つとして位置づけられる。[15]芸術活動を媒介とする治療法の総称で、絵画療法が主にもちいられている。

道徳療法に基づく伝統的な作業療法でもちいられていたさまざまな芸術活動が芸術療法の源流であり、それらの活動はいずれも作業療法においてもよくもちいられる介入手段である。ただ、作業療法では、システムプログラムといわれるように、対象者の回復状態や目的に応じてさまざま作業を使用するため、一つひとつの種目のもちい方や治療機序を体系的に示すということをしていない。芸術療法でもちいる媒介は、すべて作業療法の手段としての作業種目の一つとしてももちいられている。

園芸療法と作業療法

園芸は一九〇〇年代初頭から精神科病院で作業治療の手段として、[16・17]また養護教育における体験学習や作業所、授産施設の作業種目としてももちいられてきた。園芸療法という名称が使われるようになったのは、一九九〇年代に入ってからのことである。欧米で園芸療法士の資格を取得したり研修した人たちが中心になって、各地で研修をはじめた。

欧米では第二次世界大戦の後、一九五〇年代に、戦争からの帰還兵の心の癒しの手段として発展してきたが、身体に障害がある者、知的に障害がある者、高齢者、トラウマをもつ児童、精神的な障害に悩む者、麻薬中毒など各種依存症、非行犯罪歴のある者など、性や年齢を問わず幅広い対象にもちいられている。

作業療法においても、なじみの深い作業種目の一つであり、植物を育てることを中心に、植物そのものや植物が育つ環境などを活用している。

回想法と作業療法

回想法（reminiscence/life review）は、自分の過去と向き合い、生きてきた証である人生を振り返り、自分を見なおし肯定する、介護・医療・ケアにおける対人援助方法のひとつである。

作業療法では、生活に関するさまざまな作業を媒介とするため、作業療法の過程がすべてレミニッセンスの機会になっているといえよう。作業を介したかかわりのなかで、作業療法士がそれをどのように自覚し、生かすことができるかが問われる。回想の時間としてセッションを設けるほうが目的が明確になってよい場合と、作業活動やもちいる素材や道具などを通して自然なかかわりのなかで語るよさとがある。そうした使い分けは生活技能訓練（ＳＳＴ）などについても言えることである。

レクリエーション療法と作業療法

レクリエーション療法は、ひとが自発的に楽しみ遊ぶことの効用を治療的に利用するもので、広義の集団療法に含まれる。

病いによる苦しみを癒し、障害があっても生活を楽しめるようにすることで生活の質を高め、楽しみながら生活の技能を身につけるといった作業療法の援助において、レクリエーションは作業療法の主要な種目の一つである。作業療法でレクリエーションをもちいる場合、『医療、療養という環境』のなかでおこなわれ、『自発的にレクリエーションをおこなうことができない者』が対象になるため、その効用部分を意識的に利用する。

注

1　WHOが一九八〇年に示した国際障害分類（ICIDH）の改定モデル。ひとの健康・生活を包括的にとらえるために、視点を障害から生活機能に移したもので、『生活機能』と『背景因子』の二分野がある。『生活機能（functioning）』は『心身機能・身体構造（Body functions and Body Structures）』『活動（Activities）』『参加（Participation）』の三要素から、背景因子は『環境因子（Environmental Factors）』と『個人因子（Personal Factors）』の二要素からなる（図2-1）。病気や障害を個人的なものとしてではなく、個人と環境の相互の関係としてみる視点、障害（できないというマイナス面だけでなく、『できていること』というプラスの面を重視したことが特徴である。わが国は、保健・医療・福祉・教育・行政と全領域において、ひとの健康をとらえる共通の概念・モデルとして、ICFをもちいることを提言している。

2　『治す』ということに視点をあてたウィークネス・モデルに基づく治療医学の限界から、『健やかさ（strength）』に焦点を移したモデルである。障害というネガティブな見方から、プラス面とマイナス面を含め、状態として利用者をとらえ、人も物も制度も、工夫し、試行し、個人の主体的なリカバリーの道を支えることを志向する。

3　定義されたものではなく、精神疾患から回復した当事者の手記から生まれた概念で、個人の態度、価値観、感情、目的、技量などが変化し、障害を越えて新たな人生の意味と目的を見いだす過程をさして使われている一つの概念。

4　場を共有しながら他者と同じことをしなくてもいい。集団としての課題や制約を受けず、自分の状態や目的に応じた利用ができ、いつだれが訪れても、断続的な参加であっても、わけへだてなく受け入れられる場をいう。集団としての課題や制約がないことが、パラレルな場の特徴で、作業療法から生まれた個人療法の一形態。

文献

（1）WHO（1980）The International Classification of Impairments, Disabilities and Handicaps（ICIDH）. World Health Organization.（厚生省大臣官房統計情報部訳、一九八五「WHO 国際障害分類試案」厚生統計協会）
（2）WHO（2001）International Classification of Functioning, Disability and Health（ICF）. World Health Organization.（障害者福祉研究会編、二〇〇二「ICF 国際生活機能分類—国際障害分類改訂版」中央法規出版）
（3）Charles A.R. Richard J.G（2005）The Strengths Model: Case Management with People with Psychiatric Disabilities, Second Edition. Oxford University Press.（田中英樹訳、二〇〇八「ストレングスモデル—精神障害者のためのケースマネジメント」第二版、金剛出版）
（4）Anthony WA（1991）（濱田龍之介訳、一九九八、精神疾患からの回復—一九九〇年代の精神保健サービスシステムを導く視点「精リハ誌二」一四五-一五二頁）
（5）Turner J and Wallcraft J（2002）The Recovery Vision for Mental Health and Research, A British Perspective. Psychiatric Rehabilitation Journal, 25, 245-254.
（6）野中　猛（二〇〇〇）病や障害からのリカバリー（「分裂病からの回復支援—精神障害リハビリテーション論集」二一三-二一七頁、岩崎学術出版社）
（7）山根　寛（二〇〇七）パラレルな場とその利用（鎌倉矩子他編「ひとと集団・場」第二版、七三-八八頁、三輪書店）
（8）山根　寛（二〇一〇）「パラレルな場」という治療構造：ひとの集まりの場の治療的利用（「コミュニケーション障害学」二六、一八七-一九一頁）
（9）山根　寛（二〇〇七）集団を用いる作業療法の種類（「ひとと集団・場」第二版、一〇四-一一二頁、

三輪書店）
（10）山根　寛（二〇一〇）介入―回復状態に応じたかかわり（「精神障害と作業療法」第三版、五九―六四頁、三輪書店）
（11）腰原菊恵（二〇〇一）急性期における作業療法評価尺度（「作業療法ジャーナル」三五、二〇七―二一〇頁）
（12）Wolberg LR（1954）The Technique of Psychotherapy. Grune & Stratton, New York（高橋雅春訳、一九六三「サイコセラピー入門」誠信書房）.
（13）Liberman RP（1989）Social Skills Training for Psychiatric Patients. Allyn and Bacon. Massachusetts（池淵恵美監訳、一九九二「精神障害者の生活技能訓練ガイドブック」医学書院）
（14）Liberman RP（1992）Handbook of Psychiatric Rehabilitation. Allyn and Bacon, Massachusetts.
（15）徳田良仁（一九八二）絵画療法（徳田良仁他編「精神医療における芸術療法」九―二九頁、牧野出版）
（16）菅　修（一九三二）東京都立松沢病院における作業治療実施の歴史並に其の現状（「救治会々報」五二、一五―三二頁）
（17）加藤普佐次郎（一九二五）精神病院に対する作業療法ならびに開放治療の精神病院におけるこれが実施の意義及び方法（秋本波留夫・冨岡詔子編著、一九九一「新作業療法の源流」一七一―二〇四頁、三輪書店）

第三章　作業をつかう

《日々のくらしのいとなみ（作業）をもちい、たとえ生活にほころび（生活機能障害）があっても、その人の人生のつむぎに、病いも生きることに寄り添う》

作業療法は、ひとがくらしの中で日々おこなっている生活行為を手段として、ひととその生活機能をアセスメントし、生活機能に障害があっても生活に必要な活動ができるよう援助する。作業療法の特異性、作業療法が作業療法である所以《ゆえん》は、作業をもちいること、作業をどのように使うかにある。

予期せぬ病い
不慮の事故
逃《のが》れられない齢《よわい》の重ね
避けられないできごとに
ひとは

日常を失う
日常を奪われる

作業を介した治療や援助は
失った日常の回復にむけ
奪われた日常を取りもどすため
くらしの営みに必要な活動の再体験と
病いを忘れる安らぎのひとときをもたらす
良質な休息を提供する
ひとは自らを
確かめ　試す
作業を通して
自分の身体と語らい
生活と語らい

ひとは自らを
確かめ　試す

作業を通して
失い奪われた
自分の身体や生活との
かかわりを取りもどし
新たな日常性を組み立てる

（作業療法の詩・ふたたび：青海社より）

この章では、精神疾患に限らず、主に精神認知機能に障害がある人に対して、作業をもちいてかかわるとき、目的に応じて作業をどのようにもちいているかを紹介する。

作業で護る——安心・安全の保障

二章の中の『回復状態と作業療法』で述べた亜急性状態にある人に、作業をもちいたかかわりを始めるにあたっては、積極的なリハビリテーションにむけてのレディネスを整えるかかわりのはじまりとして、まず、安心や安全を保障しながら、治療や援助の協同作業にむけた関係の構築を図る必要がある。どのように安心や安全の保障をするのか、『作業で護る』ということを紹介する。

視線の被爆から護る──作業の具現化

あまりなじみのない場やよく知らない人がいる場で、何もしないでいる、何もできないでいるという状態は、自分がどのように見られているのか、どう思われているのかが気になり落ちつかないものである。また、周りの者にとっても、その人がなぜそこにいるのか、何をしようとしているのか予測がつきにくいため、その存在が気になり、目がいってしまいがちになる。そのため、確認の視線が増える。これを視線の被曝というが、何もしない、できないでいる状態では、この視線の被曝量が多くなる。

しかし、あの人は新聞を読んでいるとか、編み物をしているといったように、何か形に見えることをしていれば、視線の被爆量は少なくなる。何をしているのか何者か予測がつかないことが人に与える不安は、表面上ではあっても少なくなるからである。またそうした作業をしている本人にとっても、他者の視線が少なくなることに加え、脳機能課題による不要な脳活動の抑制と注意の集中などにより、周囲の刺激に影響されにくい状態になる。脳機能課題と脳活動に関してはこの後で少し詳しく述べる。

このように、表面上であるかどうかにかかわらず、作業が見かけの予測性を生みだす現象を、作業の『具現化』機能という(1)。作業による具現化の利用は、対人緊張が高い患者を作業療法に導入する手段としてだけでなく、お互いに十分関係ができていないときに治療者が相手に与える負担を少なくする場合にも有用である。

心理的距離を保つ

また、作業療法導入初期の、言語によるかかわりは、不用意に心の傷に触れる危険性がある。まだ十分な関係ができていない場合や、言語がコミュニケーションの手段としての機能をはたさない場合に、言語でコミュニケーションを図ろうとすると、警戒や防衛から緊張が高くなる。言語は直接的に人の精神内界に触れる危険性が高いためである。そうした場合に、作業による具現化とともに、対人的な不安を少なくする作業の利用の一つとして、心理的距離を保つ機能がある。

警戒心の高まりや防衛による緊張を引きおこさないために、作業を介して間接的に接触することで、直接的な対人接触を回避し、不用意に精神内界に入りこまない、適度な心理的距離を保つことができる。

たとえば、オセロや囲碁、将棋などの盤ゲーム、卓球、キャッチボール、サッカーなどを比べてみるとわかるように、作業はその目的により、双方の物理的距離が決まっている。それぞれの作業には他者との関係とその作業を遂行するために必要な距離がある。また、言語によるコミュニケーションでは、直接に者が向き合うことになるが、作業を介する場合は、双方がおこなう作業を見る共同注視の形になる。そのことも心理的距離の不用意な接近を防ぐことになる。

二者で物理的な距離が近いものほど心理的な距離も近くなりやすいが、作業を介することで、作業にともなう物理的距離や双方の視線のおかれ方により心理的距離を保つことができ、不用意に近づきすぎる危険を避けることができる。

脳機能課題による病状の軽減

何も手につかず落ちつかないときやどうしようもなくイライラするときに、洗濯や掃除片づけものをする。退屈でつまらない会議の最中に、気がついたら手元の紙にいたずら描きをしていた。こうしたことは、日常的によく見られる。

これらの行為は、脳に特定の課題を与えることで、その課題遂行のために脳をはたらかせる、わたしたちが日常無意識におこなっている作業依存にあたる。特定の脳機能課題が、不適切な脳活動の抑制と、課題遂行に対する注意の集中により、不要な思いへのとらわれや不快な刺激から注意を逸らすというはたらきをしていると思われる。

この無意識的な作業依存を適応的に利用することで病状の軽減を図ることができる。すなわち特定の脳機能課題を提供することで「何もできないが、何もしないと落ちつかない」といった亜急性状態の病状の軽減を意図した作業の利用である。

たとえば、陶芸の粘土をもちいる方法を紹介すると、

「何かしようと思っても落ちつかない、何もしないでいるのも落ちつかないというのは大変ですね。何かを作ろうと思わないで、この粘土をできるだけ薄く同じ厚さになるようにしてみましょう」（これがこの場合の特定の脳機能課題にあたる）と、ピンポン球くらいの大きさの粘土の塊を手渡す。そうして、両手の親指と他の指で粘土を摘むように、実際に手指をどう動かすかをやってみせる。

そうするとほとんどの人は、粘土に触っているうちに、次第に粘土を薄く同じ厚さにするということに集中するようになる。これはひとが何か作業するときの特性の一つで、没我性という。[1] 集中力の違いはあるが、特定の脳機能課題と脳の関係からすれば、チクセントミハイ（Csikszentmihalyi）の言うフローとよく似た現象が生じると考えられる。[2]

指先で粘土を摘むという単純な動作の繰り返し、粘土を薄く同じ厚さにする（特定の脳機能課題）ための手指の屈伸にともなう深部感覚、粘土を摘む指先の皮膚感覚（触覚、圧覚、温度覚など身体の使用に伴う現実的感覚刺激）に意識が向けられる。そしてこれらの自分の身体から生じる現実的な感覚が脳にフィードバックされ、運動企画が見なおされ、手指の動きが修正される。単純な運動にともなう感覚のフィードバックにより手指の動きを修正するという脳機能課題は、趣旨を動かし続ける限り、薄く同じ厚さにという課題のために、常に入力された感覚情報により手指の運動を修正する必要がある。このシンプルな課題を続けるための脳活動により特に皮質化

の脳神経細胞の多くが動員され、何もしていなければ幻覚妄想などを作りだす不適切な脳活動が抑制される。

また、その課題遂行のために、注意も選択的に払われることになり、周囲からの雑多な刺激（視覚刺激や聴覚刺激）に惑わされることが少なくなる。さらに、作業を遂行する身体の動き（リズム）にともなって入力される身体感覚が、現実的な刺激として自己内外の刺激を明確にする。

この粘土をもちいた特定の脳機能課題は、

- 発達初期に得られたなじみの感覚を引きおこす
- 新しい知識や技術、学習を要さない
- 作業手順が簡単で時間の制約がない
- 作業遂行時にあまり判断を要さず、受動的におこなうことができる
- 適度な繰り返しとリズムをもつ

といった特性がある。

このような特性をもち、対象者が多少なりとも興味を抱く作業であれば、症状軽減のための脳機能課題として、刺激からの保護や鎮静にもちいることができる。

作業で満たす―基本的欲求の充足

作業で安心・安全が護られたら、リハビリテーション・レディネス[注1]として、次に必要なことは急性状態からの回復過程で生じるさまざまな基本的な欲求を満たすことである。病いによる混乱からの回復過程においては、病い故に抑圧していたさまざまな欲求が、治療的退行という病いの力を借りて表出する。この基本的欲求の扱い方いかんが、心の病いの回復に大きく影響する。

では『作業で護る』に続いて、そうした治療上必要な基本的欲求を作業でそのように満たすか、『作業で満たす』ということを紹介する。

退行欲求を満たす

病的な防衛としての退行、あるいは治療的退行状態にある場合には、その背景に退行したいという欲求がある。まずは許容できる範囲でそうした退行欲求[注2]を満たすことからかかわりが始まる。作業療法では、適応的な形で退行を受け入れ、発達の歩みなおしのように作業をもちいる(3)。

退行欲求を満たす作業や行為としては、日常のくらしにおける適応的退行時に見られるものと同様なものをもちいればよい。フロイト（Freud）の仮説を引用するまでもなく、ひとの発達初期の様子をよく観察すればわかることであるが、口唇期レベル（oral stage）、肛門期レベル[注3]（anal stage）といわれる状態における作業がそれに相当する。

たとえば、基本的な信頼感や楽観的なパーソナリティが育つことに関連があるとされる、乳幼児が何でも口に入れて確かめたり、なめるとか吸うという口からの刺激で満足を得るような、口唇期レベルに関するものとしては、

- 『食べる、吸う、飲む、噛む』といった要素を含むもの
- それが少し昇華されたものとして『吹く、歌う、話す、料理、飲食物を扱う、育てる』といった要素があるもの

そして、自分で排泄がおこなえるようになることが『自信』や『ものをあきらめる能力』や『我慢する能力』の発達に関連があるとされる、トイレットトレーニングの時期にあたる肛門期レベルに関するものとして、

- 『塗る、壊す、こねる、つぶす、集める、ためる』といった要素を含むもの
- そうした行為の昇華されたものとして『描く、整理する、プレゼントを作る、作った物をプレゼントする』といった要素があるもの

などが相当する。

そうした作業や行為を、それぞれ対象の退行レベルに合わせながら、より適応的で、他者からも承認される可能性の高い昇華的活動へと移していく。この作業の昇華の過程は、発達過程の歩

みなおしとみると理解しやすい。

こうした退行欲求を満たす作業や行為は、イライラや緊張、不安な気持ちを紛らわせるときの間食、喫煙、おしゃべり、買い物による気分の発散など、日常的にわたしたちに見られるものである。作業療法では、そうした日常意識せずにわたしたちがおこなっていることの背景を知り、意図的に活用する。

依存欲求を満たす

退行した状態においては、だれかに助けてもらい、受け入れられ、保護されたいといった甘えの気持ちが起きる。ひとは依存したい気持ちを満たされると、見捨てられていないという安心感が生まれ、自分がおかれた状況に対する基本的な信頼感や、他者に対する愛他的な気持ちが少しずつはたらくようになる。そのため、依存が病理の課題となる依存性人格障害（Dependent Personality Disorder）のように、治療的に配慮が必要な場合もあるが、より適切な依存、自立へと導くために、依存を受け入れる、依存欲求を満たすことからかかわりを開始するとよい。

依存欲求を満たすには、たとえば、

- 日常の身のまわりに関するもの（日常生活活動）
- 前述した口唇期レベルに関するもの

・部分的段階的に手伝いがしやすいもの
・単純な工程に分け、模倣ができるもの

などが利用できる。

まずは作業療法士が代わりにおこなう（代理行為）ことから始め、部分的に手伝ってもらう、教えながら模倣させるといった段階づけをしながら、徐々に自分でできるよう依存の質を高めるとよい。

また、退行欲求や依存欲求を満たすときに、心理的距離の近づき過ぎによる問題が生じやすいが、これに関しては前述した作業の心理的な距離を保つ機能をもちいるとよい依存欲求を満たす場合、セラピストに見捨てられ不安があると、共依存関係になることがある。あくまでも作業を介した依存の受け入れであり、精神的欲求の受け入れに陥らないようにすることが必要である。

自己愛を満たす

ひとが自信をもって生きる、健やかに発達するためには、自分を受け入れる、自分を嫌わない、愛することが欠かせない条件である。

しかし、この自分を受け入れる、自分を愛するということは大変難しい。自己愛が強すぎると、自己愛神経症のように、その顕示性の強さに人からは敬遠されてしまう。反対に自己愛に対する抑えが強すぎると、他人から嫌われることを極度に怖れて自信をなくし、引きこもってしまうことになる。

自己愛神経症のように、精神分析的な発達上の自己の未熟さの扱いが治療的課題となる場合もあるが、自信がない、自己の過小評価などで、自分を受け入れることができない、自分を極端に卑下してしまうといった状態に対して、作業を介して少し自己愛を満たすことができる。

そうした意味における自己愛の充足とはそれほど難しいことではない。たとえば、

- 自分が使う作品を作る
- 作った作品に自分の名前を入れる
- 作った作品を展示することで他者に披露する
- 自分が作ったものをプレゼントする

などの工夫することで自己愛を満たすことができる。

そうした積み重ねが自尊感情をはぐくみ、少しずつ愛他的行為へと変わる。愛他的行為が増えると、自己愛はより社会性のある成熟したものになる。

作業で取りもどす——心身の基本機能

作業で護り、作業で満たされたら、リハビリテーション・レディネスとして次に必要なことは、心神の基本的な機能の回復である。

一章で述べたように、ひとは自分の状態や自分がおかれている環境の状況を判断する情報も、その判断の尺度となる情報も、すべて自分自身の身体を介して得られる。その情報を得る身体と自分が解離した状態では、自分の状態も自分がおかれている状況も正しく判断することはできない。

心身いずれの病気であっても、その回復は、自分という存在そのものである身体（わが身）が、『わが（思う）まま』に動いてくれるかどうか、『自分の身体の確かめ』から始まる。[4]

そして、わが身が『ともにある身体◀注4』、意味ある身体としてリアルな存在になることで、生活との関係性の回復も可能になる。[5] 自分という身体を受けとめ、身体に対する違和感（離人感や体感幻覚など）を取り、外界情報を混乱なく受けとめられ、自己内外の情報を明確にすることで始まる。そして次第に、身体感覚レベルの現実感（匂い、味覚、温度、触覚、音など）や基本的な一日の生活リズムが回復し、生活維持機能が適切にはたらくようになる。

そうして、適度な睡眠と食事がとれるようになり、基礎体力を取りもどし、自覚して休息や楽しむゆとりがもてるようになることで、身体を基盤とした心身の安心感や安定感が生まれる。そうしたことが整ってこそ、生活体力（情動面、身体面を合わせたストレス耐性）の向上や、一週間の生活リズムの安定、社会生活技能の習得といったことが可能になる。(5)

自己と身体の関係性の回復

『ともにある身体』としての身体の回復にあたっては、まず自分の身体を自覚する、すなわち自分が何か動作や行為をおこなうとき、自分の身体を使っているという確かな感覚を感じることが必要である。そうした身体の自覚を促すプログラムとしては、身体感覚に意識を向け、受け入れ、緊張をゆるめることにより心身のリラックスを図るものから、身体自我の回復をねらった意識して身体を動かすもの、基本的な心身の機能の回復を目的とする軽いスポーツなどを利用する。

自我は、自分以外のものと自分との区別の自覚から始まるが、自分の身体を自覚し受け入れる身体自我の回復・確立が、自我機能の補強や再統合にあたって重要になる。身体自我を回復したり、確立するには、作業にともなう感覚、知覚、運動の協調といった身体性を利用する。

自分の身体に対する自覚が乏しい場合は、

- はっきりしたリズムのある
- ゆっくりとした粗大な身体運動をともなう
- 視覚、触覚刺激がはっきりしている

といった特性をもつものから始め、自分が身体を動かしているという実感がもてるようにする。

そして次第に、

- 速いリズムやテンポ
- 大きい抵抗（力が必要）
- 速い動き

があるものへと移していく。

このようにして身体図式から作業を適切におこなうための身体像が立ち上がるプロセスを具体的に繰り返すことで、自分の身体に意識が向けられ、自分の身体を自覚して使うようになり、自他の区別の基板となる身体自我が強化される。

適応的な発散

急性期状態からの回復過程においては、時にわずかな刺激で不安定になり、衝動的な行為をとってしまうこともある。これは病状の悪化とみられがちであるが、治療的退行により抑制がとれた結果であることが多い。このような状態に対しては、病的な行為にむけられがちな歪んだ精神的エネルギー（衝動）を、作業活動により身体エネルギーとして発散することで、より適応的で、他者から許容される活動へと移していけばよい。

作業活動を、適応的な行動化（acting out）として利用するわけであるが、それが作品へと昇華される機会につながれば、自我の再統合への助けとなる場合もある。

他者との協調行動をするということが難しい場合には、個別もしくはパラレルな場を利用する。そうして前述したような特性をもつ作業がもちいられる。実際には、作業療法士と一緒におこなうゲームや散歩など、サポーティブな二者関係によって成りたつもの、新たな学習を必要としないものや身体感覚を取りもどすための粗大な運動をともなうものなどがもちいられる。小林の言う『作業への閉じこもり[6]』の利用も、亜急性状態への同様な作業の利用にあたる。

亜急性状態で見られるような、何かとても大変なことをしてしまいそうな不安や抑圧された衝動エネルギーを、作業により身体エネルギーとして発散するには、

- あまり抵抗の大きくない素材
- 作業療法士が相手になってコントロールできる
- 象徴的に攻撃や破壊の昇華になる
- 身体エネルギーとして十分に発散できる

といったような特性をもつ作業をもちいることから始まる。

そして、少しずつ抑圧が解けてエネルギー表出が進めば、

- 粗大で大きな運動
- 速い動きがあるもの

・抵抗の大きい動きや素材を、少しずつ取り入れていく。

たとえば、陶芸（粘土）、はり絵、切り絵、レザークラフトなどから始めて、音楽（打楽器や歌唱）、卓球、キャッチボール、サッカー、テニスといった作業をもちいることができるが、あなたはどのように順序立てたり、段階づけの工夫をするだろうか。

適応的な発散となる作業により、衝動的な怒りのエネルギーが放出されると、『マズローの欲求段階説』をもち出すまでもなく、ひとはより生産的な自己実現にむけた欲求に気持ちがむくようになる。

生活リズムの回復

さて、病いの混乱期には昼夜逆転などの生活リズムの乱れも生じており、リハビリテーション・レディネスにむけての重要な治療目的の一つに生活リズムの回復がある。生活リズムとはどのようなものか、それが乱れた場合どのようにして乱れを回復するのだろう。

人間は他の生き物と同じように、概日リズム（Circadian rhythm）といわれる二四時間周期の日周リズムにより、生活のリズムを保っている。このリズムは、自律神経系、内分泌系、免疫系などに影響し、日中の活動と夜間の休息・熟成と深く関連している。

生活リズムの基本は、この日周リズムと一週間のリズムにある。一日、一週間のリズムが安定していれば、月単位や季節のリズムなどは、大きく問題にすることはない。病気の場合に限らないが、生活の乱れは、食事や日々の活動、睡眠の乱れによる日周リズムの崩れから始まる。それが、一週間のリズムの崩れとなり、生活全体の崩れになる。

病気で生活のリズムが崩れている場合には、急性期は眠れる限り眠るほうがいい。そして、起きて動くことができるようになると、夜は寝て昼起きて過ごす、日周リズムを取りもどすことが重要になる。必要なことができなくても、一日の基本的な生活リズムを整えることから始めるとよい。まず、日々の活動を自分のペースでおこなう感覚をつかむことが大切である。

作業療法では、わたしは植物の育ちを利用することが多い。ひとの手が止まればその結果も止まるといった手工芸などと異なり、植物は静かに生きている。手をかければ、かけた分だけ命の応えがある。病いのために少し世話ができなかったとしても、世話に多少の間違いがあったとしても、植物はひとのありようそのままを受け入れて育つ。

「もう芽が出ましたかね。出ているといいですね。見に行ってみましょう」「そろそろ花が開く頃でしょうか」。何かするということがまだできない人であっても、植物の育ちや季節の変化に合わせて話しかけ離床をさそう声かけができる。何もできない人でも、起きて植物の育ちの変化を見に行くことはできる。少し気持ちが前向きになれば、撒水をしたり、収穫をしたり、自分の技術を問われることのない作業もある。

一日のリズムが戻り始めると、一週間のリズムを整える。一週間のリズムの整えは、「毎日きちんと参加できなくていいですよ。一日だけ、週に一日だけ、月曜日の朝は遅れないように参加してみましょう」というように、週一回でもよいから何かに参加するといったことから始める。週一回決まって参加するものがあると、そのことが一週間の節目をつくり、生活の方向性をつくる。

心身の基本的な機能の回復

精神的な障害がある人たちは、生活体力や防衛体力といった基礎体力の低い（耐性の低い）人や、急性状態や長期の療養生活で身体を動かす機会が少なくなり、基本的な身体機能が低下し、そのために精神面にも持久性、耐性の低下が見られる。

精神認知機能の病理に触れる直接的な治療をおこなうには、要安静期の身体治療に引き続いて、病理に触れたり、生活技能の習得などトレーニング的なプログラムの導入を可能にするために、基礎体力や基本的な身体感覚、バランス機能、運動機能の回復や改善といった心神の基本的な回復が必要になる。

作業で護り、作業で満たす、それは心の病いの治療と生活の再建にむけた取り組みができるだけの心身の基本的機能の回復を目的とする作業をもちいたかかわりである。このような、心身の基本的機能の回復には目的の明確な身体プログラムを利用する[7]。その具体的な利用については成書を参考にされたい。

作業で知る――作業の遂行特性

さて、亜急性期の状態を脱し、基本的な心身の機能が回復したら、いわゆるリハビリテーションとしての作業療法のかかわりが始まる。

そうした作業療法を適切におこなうためには、対象者を知るということが必要になる。作業療法の評価は、二章で述べたように、生活歴、職歴、現病歴などこれまでの生活、心身機能、生活活動など今の生活、これからの生活への希望、環境といったものを知ることであるが、心身の機能や作業遂行特性を作業を通して評価する『作業で知る』ということを紹介する。

作業療法では、既存の評価尺度も使用するが、実際に対象者がおこなう作業の観察とそれに基づいて面接をおこなう作業療法特有の面接がある(8〜10)。作業を共におこない『関与しながら観察』されたことに対しておこなう面接で、作業面接という。対者自身が具体的に体験したことに基づいておこなわれる面接では、通常の面接では得られない具体的な個人の作業の遂行特性がわかる。

ここでは、構成的要素の高い課題をもちいる構成的作業面接と、投影的要素の高い課題をもちいる投影的作業面接の概要を示す。構成的作業と投影的作業の違いを表3-1に示す。

表 3-1　構成的作業と投影的作業の比較

	構成的作業	投影的作業
作業工程	工程が決まっている	ほぼ決まっている
	自由度が低い	選択が可能で自由度が高い
素材・道具	使用する素材・道具はほぼ同じ	選択が可能
	素材は可塑性の少ない物が多い	素材は可塑性の高い物が多い
完成作品	仕上がり程度をのぞけば同じ物になる	作者の工夫で異なる
	結果が予測しやすく再現性が高い	再現性が低い
	作品に作業遂行技能が現れやすい	作品に性格特性や心理が現れやすい

構成的作業をもちいた面接

構成的作業面接では、作業の工程や使用する道具、作製するものが決まっていて、材料も木・紙・布・革など比較的可塑性の少ない作業をもちいる。完成作品が決まっている手芸、紙細工、革細工、木工、銅板細工、タイルモザイクなどの手工芸やはめ絵、切り絵、はり絵、簡易組み立て作業などが一般的に利用される。

構成度の高い（自由度の低い）作業の遂行には、

①受けた指示説明や作業手順を理解し
②何をどのように作るかを思い浮かべ（段取り）
③材料の寸法採りをし
④多少の工夫や判断をしながら組み立てる

という基本的な過程がある。

この特性を生かして、枠組みの明確な課題に対する反応、取り組み方と遂行時の問題解決パターン、基本的な作業遂行特性などを評価する。集団でおこなう場合は、集団交流技能が評価できる。また、作業中の会話や作業後の面接から、対象者自身の自己能力に関する認知や自己評価を知ることができる。使用する作業の種類やもちい方で評価項目が多少限定されるが、表3-2に示すような項目が評価できる。

(1) 使用する作業など

構成的作業面接にもちいる作業は、一回で終了するものがよいが、持続力や計画性・予測性などを評価する場合は、完成までに複数回の作業が必要なものをもちいる。

一つの作業で表3-2の項目すべてを評価することはできないので、必要な評価ができる作業を組み合わせておこなうとよい。実際には、工程の簡単なものから少し複雑なもの、なじみのあるものから新しく学習が必要なもの、粗大な動作でおこなえるものから巧緻性を要するものなど、対象者と評価目的に合わせて、数種目の作業を段階的に組み合わせるとよい。また学習能力、熟練性、工夫などの評価は、同じものを連作することでできる。

通常は学習・熟練を要さない、工程がはっきりした比較的簡単なものをもちいるが、学習能力や作業時間、仕上がりなどを判断するには、平均的な作業遂行データが把握された作業をもちいる。

また、完成までの各工程ごとの見本を作っておくと、対象者が作業に行き詰まったときに、必要な援助の程度が判断でき、指示・説明の理解力、判断力、問題対処機能などの評価に有用である。

表 3-2　作業面接の観察，面接項目

認知・遂行特性	
課題に対して	反応，感想
指示に対して	理解度，理解の仕方，対応，実行，他
持続，集中，注意	程度
手順（工程）	理解と段取り
結果の予測	見通し
問題対処機能・特性	状況把握，問題の予測，問題の把握，他者の利用，他
作業遂行技能	正確さ，細部への注意，機能障害の影響，作業速度，作業能率，作業の安定性，作品のできばえ，作業習熟，他
身体的特性	
身体的耐性	持久性，安定性，基礎体力，作業耐性，他
目的動作の協応性等	巧緻性，器用さ，運動の協調性，粗大運動の協応性，他
心理的特性	
ストレス耐性	失敗や問題への耐性，時間的耐性，他
感情表現	感情の処理，衝動の統制，他
活動への興味関心	活動そのものに対する興味や関心の程度
作品への関心	自分の作品に対する関心の示し方，程度
対人的特性（集団課題をもちいた場合）	
コミュニケーション技能	作業遂行に必要な言語的交流と適切性
対人技能・特性	作業遂行にみられる他者との交流特性 作業遂行上の自分の意見や意思主張の適切性 作業遂行に必要な協調性
自己に対する認知等	
自己の現実的認知	自分の認知とそれに対する気持ち
自己能力の評価	自分の能力に対する自己評価とそれに対する気持ち

（２）構成的作業面接の進め方

課題を作業療法士が選択しておこなう場合は、必要な材料や道具は作業療法士が準備する。対象者が自分で選んだ作業をおこなう場合や、同じ作業もしくは類似の作業を繰り返しておこなう場合の二回目からは、準備は本人におこなってもらうことで、作業手順の理解度などの評価ができる。導入にあたっては、作業面接の目的についてオリエンテーションをする。「作業療法で、どのようなことがあなたにとって役に立つかまだよくわかりません。とりあえずこれをしてみてください。それから一緒に考えましょう」とモチベーションの熟成準備を兼ねて始める。就労を前提にしているなど目的が決まっている場合には、「実際の仕事とは違いますが、わかりにくかったり困ること、難しいところがないか確かめてみましょう」と開始することもできる。

この導入にあたってのオリエンテーションを通して、課題や自分がおかれた状況の現実的な認知、理解力、対応などを観ることができる。

作業が開始されると、なかなか取りかかれなかったり、細部にこだわって手が止まったり、いちいち確認や援助を求めてくるなど、対象者によってさまざまな言動が観られる。

作業活動中に援助を求められた場合、心理検査などでは客観性を重視し助言や援助はしないのが原則であるが、作業面接では、できるだけ本人の能力を生かしながら目的にかなった行動になるよう、必要最小限の助言や援助をおこなう。見本の提示でよいのか、なんらかの手助けが必要か、自分で判断するよう促すだけでよいのか、この援助や助言の内容や程度が問題解決パターンの評価になる。自己認知の項目以外のほとんどは、この作業過程の観察と関与で評価できる。

一通りの作業が終了した時点で、使用した道具や材料の整理、作品がどのように扱われるかを観察すると、対象者がどのような気持ちで課題を受けとめ実行していたかということがわかる。

（3）面接のポイント

面接は、おこなった作業に関して具体的に質問する形で進める。実際には、作業課題についてどのように感じたか、作業をしているときに困ったことはなかったか、仕上がった作品をどう思うか、この作業において自分で自信をもってできたこと、もう少し手を入れたいと思っている部分があればどのようにしたいかなどについて聞く。

作業や作品に対する興味や関心、自己の現実的認知、自己能力の評価は面接によってわかる項目なので、具体的な作業体験を通した面接の機会が重要である。たで、作業療法士自身が十分体験した作業をもちいないと、作業療法士の期待値や理想値で比較評価するおそれがある。

（4）間接的利用

こうした直接的な利用以外に、構成的作業は言語コミュニケーションの補助手段としてもちいることもできる。たとえば、作業をしながらの会話だと通常の面接のような緊張感もなく、気軽に話がはずむ。これは簡単な作業が間にあることで、直接の会話より相手の気持ちに不用意な介入をしないですむ心理的距離を保たれることと、簡単で枠のはっきりした作業が自己内外の刺激を明確にし、刺激を単純なものにし減少させるためと考えられる。また関与観察が、共有体験となり心理的な距離を近づけるということも考えられる。

投影的作業をもちいた面接

投影的作業面接には、工程、テーマ、素材などの枠が緩やかで、作業する者が自分で判断する要素を多く含み、素材や描画用具も、柔軟で可塑性の高い創作活動を使用する。一般的には、あまり技術や熟練を要さないフィンガーペインティング、絵画、陶芸、粘土細工、彫刻、コラージュなどが利用される。

自由度の高さのため、完成には、対象者自身の固有の解決パターンが必要とされる。この特性を生かして、枠の緩やかな課題に対する反応、問題への対処機能や行動に投影される人格特性などを主に評価する。そして、作品に表現された内容の象徴的解釈から、対象者の感情や欲求、葛藤、自己イメージ、価値観など内面的な理解を深めることができる。

作業面接による場合は、反応や行動の観察とその力動的解釈から、比較的客観的な評価が可能であるが、作品から解釈する場合は、解釈の技法の難解さと客観的妥当性という問題が避けられない。いずれにせよ、本人が意識しておこなう自己表現から、無意識におこなう行為や作品に投影される人格特性まで観ることができるのが、投影的な作業をもちいた観察と面接の特徴である。

（1）使用する作業など

絵画の場合は、Ｂ４かＡ４サイズの画用紙、模造紙（集団描画に使用）、鉛筆（ＨＢ～４Ｂ）、色鉛筆、クレパス、サインペン、マジック、ポスターカラーなど、色数は、混色が困難な対象があるため、できれば色鉛筆で三〇色以上、クレパスなら二〇色以上を用意する。

粘土は、手触りや色が違うものが用意されていると助かる。また土粘土のほかに、紙粘土、油粘土、セラミック粘土など素材の違うものも用意しておくとよい。土の粘土は汚いが白い紙粘土なら触ることができるといった不潔恐怖のある人や、思春期の摂食障害の人たちの素材の色や感触への抵抗に対する配慮と評価のためである。

投影的作業には、子どものころになんらかの類似体験のあるものが多く、幼少時のなじみの感覚との関連もあってか、可塑性が高く簡単なものほど退行的、発散的な表現になる。描画であれば、鉛筆画よりクレパス画、クレパス画よりフィンガーペインティング、立体物の作製であれば、金属より木、木より粘土という順に退行的、発散的要素が大きい。

（2）投影的作業面接の進め方

基本的には構成的作業面接の進め方と同じである。ただ、構成的作業では、うまくできるかどうかという技術評価に対する抵抗が見られるが、投影的作業では自分の性格など内面の露呈に対する抵抗が起きやす。この評価されることへの抵抗の違いに対する配慮が必要になる。

また、創作活動に対する検者側の苦手意識や抵抗が、被検者に投影される場合もある。そのため、被検者に不要な緊張感を与えない注意が必要である。客観性を重視し検者の影響を最小限にする心理検査とは異なり、作業面接では、かなり柔軟におこなうほうがよい。材料について説明をしながら一緒に準備することなども、緊張や抵抗を緩和するのに役に立つ。

投影的作業は自由作製を原則とするが、取りかかりに抵抗があったり、自由度が高すぎて作業遂行上の決定ができない者もいる。そのような場合は、枠を少し限定することにはなるが、テーマを出したり、作業療法士が一緒におこなったりして進めるとよい。テーマによっては、不用意な内面への侵入になる場合があるので注意が必要である。投影的な活動による表現への抵抗が強い場合や、統合失調症圏内で妄想構築の可能性の高い者など自我のコントロールが困難な者には、作業療法士が一緒にスケッチをするなどの方法で、自由度を少し下げた活動をもちいるとよい。

活動過程を通して、作業療法士や素材、用具、課題に対する反応、どのように作業を進めていくかを観察する。話しかけてくる言葉にもいろいろな意味があるため、活動に影響を与えない程度に受け答えしながら、どのようなときに何の話しかけがあったかなどを覚えておく。

投影的作業の場合、特に内面が表出しやすい描画などでは、一通りの活動が終わった後では、多少の緊張感が残っていたり、退行気分が高まっていたりする。そうした場合には、片づけを一緒におこなったり、一息ついて休みがてら感想を聞いたり、雑談をしたりすることなど、少し現実に引きもどす配慮をしておくとよい。

(3) 面接のポイント

作品に内面的な投影がなされやすい、どこでも少しの準備でおこなえる手軽さという点では、陶芸や彫刻などに比べ描画系列の活動が適している。

面接の内容は、作った作品そのものや作る過程に関する感想を聞く形でおこなう。無意識に表出されている内容の象徴的な意味などに関するものは、作品を通した話の中で自発的に語られるものを聞く程度にし、話題の主体を相手におくように努める。そして語られるものを聞く場合も、病的な内容に広がるようであれば、語らせ過ぎにならない心配りが必要である。

作品に投影された内容に対しては、表現された個々の要素に対する分析的意味よりも、作品の全体的な印象のほうが、対象者の理解には有用である。形式分析や内容分析の評価尺度は、人格検査の投影法と同様に、統計処理に基づいたものを使用することになる。しかし、作業療法で使用する投影的作業は、心理検査でもちいるものより範囲が広いこともあり、独自に標準化された尺度がないものが多い。したがって、すでに標準化された投影法の解釈尺度を参考におこなうことになるが、こうして得られた結果に関しては、あくまでも統計的なものであり、必ず他の評価手段や観察内容と照合することが必要である。

標準化された尺度に関しても、その統計母体や尺度が作られた時代、文化背景がどういうものかによっても象徴的意味が異なるため、十分な知識と注意が必要になる。作業面接は、投影的な心理検査とは異なり、作業活動を通して直接対象者と話をすることにあるということを念頭におき、作品の投影的解釈は理解の補助としてもちいる程度がよい。

作業で学ぶ――普通のことの確かな感覚

作業で護り、作業で満たし、作業で取りもどし、作業で知り、リハビリテーション・レディネスが整えば、社会参加、その人なりの生活の再建・実現にむけた作業療法の援助が始まる。これまでおこなっていたことができるかどうかの確認や生活に必要なさまざまな生活技能を習得することが可能になる。ここでは、『作業で学ぶ』ということについて紹介する。

病いによる生活の障害と、病いを理解されないことによる生活の制限という二重の『こころの痛み』を生きる人たちが、地域で病いの療養をしながら普通に暮らすためには、何が必要だろうか。

生活技能の習得には、二章で紹介した生活技能訓練のように訓練法として技法化されたものがある。その効用も認められているが、ロールプレイを中心とする行動療法手法としての限界がある。作業療法士がかかわりうる場合には、モジュール化された技法をそのままおこなうより、ＳＳ

Tや認知行動療法を、具体的な作業をもちいておこなう。すなわち、具体的に体験することを通して体得する、身体で覚える、普通にことが普通にできる確かな感覚を身につける、という作業療法の利点を生かしたかかわりを生かすとよい。

精神的な病いを生きる人たちには、買い物、調理器機の扱いや洗濯機など家電製品の使い方といったごく普通の生活技能も、経験が十分ないためにできないという人も多い。病気のために十分経験する機会がなかった生活技能の習得には、身体療法も心理療法も直接的な支援にはならない。生活に直接関連する具体的な作業を体験することを通して、身体で覚える確かな感覚の体験が欠かせない。特に統合失調症圏の人たちは思春期や青年期早期に発病することが多いため、職業経験を含め、日常のさまざまな生活技能を経験する機会がなかったり、不十分であったりする。その他の疾患でも、特有の認知の歪みなどから、普通のことが普通に体験されていないことが多い。生活技能の習得とともに、作業を通して「ああこれでいい」「これでもいいのだ」「これでよかったのか」といった確かな感覚の体験は、技法化された療法では難しい。普通のことの確かな感覚の体験は、生活のいとなみそのものを手段とする作業療法ならではは醍醐味でもある。普通のことの確かな感覚を作業で体得する。ではその学び方をいくつかを紹介する。

生活に楽しみと潤いを

病いや障害があっても、というより病いや障害があるからこそ、日々の療養生活の中に「ほっとするひととき」、「思わずわれを忘れて楽しむ時間」、「肩肘張らずに過ごせる時間」といったことが必要である。

『たのしむ』ということは、作業療法における作業分類では、遊び・余暇活動に相当し、ひとの生活を構成する重要な要素である。単に余暇的な活動時間をもつということではない。生活を楽しむことができることであり、『よりよい作業体験』として『たのしむ』ことが、生活のゆとりとなり、生活のリズムを整える。

訓練指導では、できないことや不得手なことに対する訓練などウィークネスモデルに基づいた取り組みが多い。しかし生活支援をおこなっていると、精神障害がある人たちにとっては、そうした訓練も必要なこともあるが、普通に『たのしむ』ことや適度に『やすむ』ことができるということが、もっとも重要な目標ではないかと思われる。『たのしむ』ことは、他者から指導や訓練を受けるものではないが、自発的に楽しむことがうまくできない状態の人に対しては、そうした場や機会を提供し、自発的に仲間と共によりよい時間を過ごすことができるきっかけをつくることも必要になる。

思春期や青年期早期に発病した人たちは、その苦しい療養生活のために、生活に必要なことが体験されていない、もしくは体験が不十分であることとともに、元々遊んだり楽しむといったことが下手なために、遊びや楽しむことやうまく休むということができない人も多い。

病いや障害があっても、生活を普通に楽しむ、無理をしないで休むことができるということは、生活の継続にとって大切なことである。よりよい体験として楽しみながら作業をすることが、長期にわたる療養生活や生活の再建において、生活に潤いと活力をもたらす。

また、摂食障害に対する行動療法における行動制限のように、治療として必要なこと、治療そのものが精神的な負担を強いることがある。そうした場合には、治療のために避けることができないストレスをうまく発散し、治療効果を高めるために、病いを忘れて楽しむ場と時間が必要である。そうした場合に、主たる治療の効果を高めるために、作業療法では相互補完的に楽しみや自己愛充足の場や時間を提供する。

『やすむ』ということもそうである。精神的な病いを生きる人たちは、働いているときだけでなく、日々の生活活動全体においても、適度に『やすむ』ということができない人が多い。何もしていないときでも気焦りしている。気焦りは、認知機能を低下させる。『たのしむ』こととともに、いかに適度に『やすむ』ことができるかが重要である。『やすむ』『たのしむ』ことが、気焦りをなくし、日々のゆとりとなり、生活に安定をもたらす。再燃再発は、重大なできごとというより、多くは、日々の気焦りなど、わずかなストレスが積み重なっておきる。

自分の居場所をもつ

日常生活行為の自立がなされても、他者の目を必要以上に気にしないで過ごすことができなければ、社会への参加が大きく制約される。人の集まりの中に入るということへの抵抗、そのときに気になるという他者の目には、実際に本人の言動やふるまいに対する周囲の目もあるが、自分がこう見られたら困るとか、こういう風に見られたい、といった自分に対する自分の気持ちが投影されている場合が多い。

いずれにしても、そうした他者の目を気にしすぎることなく、人の中で安心して過ごし、自分のあるがままを受け入れられている感じ（集団所属感）が生まれると、人の目を気にすることが少なくなり、その場や集団が安心できるよりどころとなる。

ある場や集団に所属している、自分の居場所があるという実感が持るようにするには、

- 経験、感情の共有体験ができる
- 他人に受け入れられ、承認・称賛される要素が多い
- 自己の技能を生かし、集団に貢献できる
- 能力に応じ段階的に自分の役割がある

といった特性をもつ作業をもちいるとよい。

そうした作業を通すことで、人の存在に大きく左右されずに自分のことができる居場所ができる。自分が安心して過ごすことができる場ができれば、そこがさらなる社会参加への足場となるだろう。

現実検討は作業を通して

現実検討には、身体感覚レベルから知覚のカテゴリー化（第一章参照）まで、自分がおかれている環境や状況の現実認識、自己の外界に対する影響の客観的な自覚、自己能力の現実認識までさまざまなレベルがある。自分がおかれている環境や自己の外界に対する影響の自覚といったレベルでは、身体自我の回復と同様な要素をもつものから始めるとよい。

たとえば、

- 作業活動の結果が形として残る（自己機能の変化の確認）
- 構成的で再生産が可能（再現の可能性）
- 日常生活に関連した活動
- 仕事に関連した活動
- 一般的な承認基準がある

といった特性をもつ結果がはっきりしている作業をもちいる。

このような作業を体験することを通して、周囲の状況や自分の心身の状態・機能を含めて、自分や自分がおかれている状況を確認することができる。

リカバリーの道は、こうした自分自身の現実検討のうえになされる。病いを生きる自分の現実を見る、自分がおかれている現実を知る、それを受け入れるということは、大変つらく厳しいことも多いが、それ抜きにリカバリーの道は開かれない。現実検討は、作業をもちいる治療・援助の有用な機能の一つである。

人との距離を学ぶ

それは特殊な能力や技術で生きる孤高の生き方ができる人を除けば、社会で生きるには、他者とほどよい関係を保つことができるかどうかが大きく影響する。人との適切な距離のとり方は、病気の有無にかかわりらず、社会で生活するうえでの重要な生活技能の一つである。

通常、他者との相互性の中における適度な距離のとり方の基本は、普通の発達過程においては、幼少期の遊びを通して、そして長じてはさまざまな社会活動や仕事を通して、自然に身につくものである。しかし、対人関係の障害ともいわれるように、精神の病いを生きる人には、そうした経験が少ないもしくは不適切な経験をもっている人が多い。そのため、ひととの日常的なかかわりにおいても、必要以上に大きなエネルギーを使い、日々のくらしを普通に続けることに疲労困償する。

そうした人にとって、人との適度な距離のとり方を身につけるということは容易なことではない。生活技能訓練のようにロールプレイをもちいる方法と相補させ、作業療法では作業に含まれる必然的な要素を生かして、幼少期に身についた対人関係の修正的体験をおこなう。

たとえば、

- 勝敗が明確
- 道具の共有が必要
- 順番を守ることが必要
- 他者との協力が必要
- 共同製作
- 作業遂行にコミュニケーションが必要

といった特性をもつ作業をもちいるとよい。

人との距離のとり方の学び、間違って身についた対人関係の持ち方の修正、それは人とのかかわりを通してしか身につかない。その場合、直接的なひとと人との交流より、『作業で護る』の心理的距離の項で述べたように、作業を介したほうがよい。

自我の育ちも作業を通して

作業をもちいる療法の最終の目的は、病いを生きる人自身のリカバリー支援にあるといってもよい。『作業で護る』『作業で満たす』『作業で取りもどす』『作業で知る』という一貫した作業をもちいたかかわりは、すべてリカバリー支援のレディネスといえる。『作業で学ぶ』は、そのレディネスのうえに、社会参加、その人なりの生活の再建・実現にむけた作業療法の援助に関するものであるが、リカバリーの道の軸ともいえる『自我の育ち』を、その締めくくりの項とする。

自我の成長の支援は、自己愛を満たすことに始まる。そのはじまりとして、失敗することを避けることなくさまざまな試みの機会を通して、有能感に満たされ達成感を積み重ねる体験が大切である。

たとえば自己愛を満たすには、すでに述べたように、

- 自分が使用するもの、自分の身のまわりのものを作る
- 作った作品に名前を入れる

といったことがある。

そして次第に、

・他者を手伝う、人と共同して何かを達成する
・自分が作ったものをプレゼントする

といった愛他的な行為を含む作業へと移していく。

そうしたことから自我の育ちが始まる。

注

1 リハビリテーション・レディネスとは社会参加や生活の再建にむけた現実検討や生活技能の習得など、いわゆるリハビリテーションに取り組むことができる心身の機能の整え、準備性をいう。

2 発達した精神機能が、発達初期の状態に回帰する現象をいう。俗に赤ちゃん返りなどといわれる現象で、自我の脆弱な者に多いが、健康な人でも遊びや飲酒、リラックスしたときには軽い退行が見られる。そうした健康な退行と病的な退行は、退行状態から正常な精神状態に立ち返ることが容易かどうかで決まる。

3 フロイトは、人間は性的衝動を発動させるリビドーにより支配されており、人間の発達もリビドーの発達（口唇期→肛門期→男根期→潜伏期→性器期）に関係すると考えた。そして、発達課程のある段階の欲求に過度な満足や不満があると固着が生じ、成人してから精神的葛藤が生じたときにその固着段階まで後戻り（退行）する。それがその個人の性格特性や精神水準を決定するとした。

4 安定した生活においては、ひとは身体として存在するが、その身体は常には意識されることなく自己と一体化したもので、自己と対象との関係は身体を通して把握され、対象への働きかけは、自分の意志を身体が反映することによって具現化される。『意味ある身体』とは、自己と身体は本来そう

した位置関係にあるものということをさしてもちいられる。

文献

（1）山根　寛（二〇〇五）道具としての作業・作業活動（「ひとと作業・作業活動」第二版、六一–八五頁、三輪書店）

（2 Csikszentmihalyi M（2000）Beyond boredom and anxiety. Jossey-Bass Publishers. San Francisco（今村浩明訳、二〇〇〇「楽しみの社会学」新思索社）

（3）山根　寛（一九九三）退行現象をともなう寛解過程における作業活動の力動的観点からみた役割―精神分裂病少女の寛解過程より（「作業療法」一二、二二九–二三七頁）

（4）山根　寛（二〇〇八）心身統合の喪失と回復―コミュニケーションプロセスとしてみる作業療法の治療機序（「作業療法」二七、七三–八二頁）

（5）山根　寛（二〇〇六）コミュニケーションとしての作業・身体（「作業療法」二五、三九三–四〇四頁）

（6）小林正義・冨岡詔子（二〇〇一）「作業への閉じこもり」の治療的利用（「作業療法」二〇、四七二–四八二頁）

（7）山根　寛・小林正義・石井政江・浅野　恵（二〇〇六）精神障害：身体に働きかける作業療法アプローチ、日本作業療法士協会

（8）冨岡詔子（一九八九）作業面接の意義と構造（上）（「ＯＴジャーナル」二三、六六四–六七二頁）

（9）冨岡詔子（一九八九）作業面接の意義と構造（下）（「ＯＴジャーナル」二三、七三六–七四五頁）

（10）山根　寛（一九八九）評価のための面接―構成的作業、投影的作業を中心に（「ＯＴジャーナル」二三、八八五–八九〇頁）

第四章　作業療法の臨床

身体的な病気や障害では、できるだけ病気になる前の状態に戻ることが治療やリハビリテーションの目的になる。しかし、精神的な病気や障害では、病気になる前の状態に戻ることではない。病気になる前の環境や自分の状態に戻るだけなら、また同じことが繰り返され病気になる。元の環境や状態がよくないから病気になったのだから、同じことを繰り返さなくてすむように、自分の物事の見方や考え方、生き方、生活の環境などを振り返り、少し工夫し、生き方や環境を変えることが必要。

この章は、作業療法技法を体系的に整理したものではないが、作業療法士としての経験から、現時点で語ることができる生活行為や作業をもちいた作業療法臨床の基本を紹介する。心の病いでひとは何を体験するのか、何が原因でそのようなことが起きるのか、一般的にはどのような治療・援助がなされているのか、環境や自分の状態を変えるために作業療法では何ができるのか。次章の『作業療法臨床のコツ』と併せて参考にしていただけるものと思う。

統合失調症圏の障害

統合失調症という病いを生きる人たちと作業療法で出会ってから三〇年を超える。人類発祥の歴史と共に存在したと考えられているこの病い、生涯有病率が人口の一%あまり、障害という概念の文化的違い[注1]を除けば、その一%弱という発症率は時代や国によって大きな差はない。その事実が、精神疾患とは何か、心の病いとは何かをわたしたちに問いかける。一%という数字、それは、わたしたちだれもがもっている危機を察知し身を護るセンサー機能が、自我機能の脆弱さと重なり、他の人より過剰に働きやすい人や状況で起きるのではないだろうか。

わたしが精神科病院に入職した一九八〇年代初頭、統合失調症は、入院患者の七割あまりを占めていたが、退院促進、早期退院が浸透し始めてからはその比率は減少している。救急急性期病棟として疾患を選別せず入院を受け入れ、病状が安定すれば生活の場に戻すというかかわりの経験では、統合失調症の比率は三割から四割程度になった。しかし、発症率が減少したわけでも、病気の本質が変わったわけではない。薬物の開発もあるが、大きな要因としては、精神分裂病を統合失調と呼称を変えるなど、精神疾患や障害に対する心理社会的要因の変化と関与の仕方や処遇の改善を含む治療的環境要因が変わったことによるものと思われる。

明らかになったのは、確かに慢性疾患の一つではあるが、何十年も入院生活を余儀なくされたり、すべてが進行性で悪化する予後不良で悲観的な経過をたどる疾患ではないということである。また他の精神疾患に比べればその転機はよいとはいえないが、病理特性だけでなく、日常生活や社会生活における心理社会的な要因や特に社会生活技能に関するリハビリテーションなど治療・支援環境のあり方などが大きく影響するため、どの時期にどのような治療・援助が必要かさらに統合的な解明が求められる。

精神認知機能の障害をともなう多くの病いの中で、統合失調症ほど、その発症や経過、治療や援助法について、いろいろな人たちが意見を述べている病気も少ない。一九世紀末に、その現象からクレペリン（Kraepelin）が早発性痴呆症と命名したのをはじめ、脳の機能不全としての説明、精神病理学からの理解、発達障害仮説、心因論、社会学的説明、哲学的解釈、とさまざまな原因究明の試みがなされてきた。それぞれ頷ける内容もあるが、いずれもぴたりと治まるものはない。

統合失調症はそれに類する経験がない者にはあまりにも遠く、しかし発症率一％というあまりにも身近な病いといえる。

何が体験されるのか

さて、そのような特性をもつ統合失調症であるが、この病いではどのようなことが体験されるのだろう。病的体験は、ひとにより異なるが、知覚、思考、感情、意欲・行動、自我機能が障害される。

知覚の障害では、自分のことをだれが噂していたり、話しかけてくるなど会話性の幻聴が特徴で、避難めいたことやときには何かを指図する声が聞こえることもある。そうした幻覚と共に多いのが錯覚で、社会に起きた大きな災害や事件などが自分のせいに思えたり（関係妄想）、人の立ち話を自分の悪口を言っているように思ったり（被害的な関係妄想）、だれが自分を見張っているような感じがする（注察妄想）といったことが体験される。しかし、この幻覚や錯覚も何かに集中しているときには生じにくいといわれる。

思考の障害では、妄想のような思考内容の障害とは別に、思考のまとまりが悪く（連合弛緩）、ひどくなると支離滅裂になったり、止まったり（思考途絶）、自分が思っていることを人に抜き取られる（思考奪取）といった思考形式の障害が生じることがある。

感情の障害では、ある面においては繊細で鋭い感受性をもちながら、平板化や鈍麻があるとみられるように感情の表出が少なくなる。ときに感情の調節がうまくいかないような相反する感情を抱いたり（両価性）、場や状況にそぐわない感情が表出されることもある。意欲・行動の障害としては人とのかかわりや仕事なども含めて何かをしたいという気持ちがわかず、周囲への関心も乏しくなる。反対に緊張病症候群では、混迷や興奮が見られたり動機がはっきりしない衝動的な行為が見られることもある。

また、自我機能に関しては、自分の考えや行動が他人から操られているような感じ（させられ体験）や、自分の考えることが他人に伝わったり、自分がしているという実感がわかない（離人感）といったことが体験される。

こうした精神病状としての体験や基本的な精神認知機能の混乱や低下と共に、からだが思うように動かない、動悸やめまい、眠れない、疲れやすい、気力がわかないといったさまざまな身体的な症状も体験される。

このような中核的な病状に一定の共通性があるものが統合失調症と診断されているが、症状は多彩で、その経過と予後もさまざまである。病識がないと言うことが問題にされるが、自分で体験されるものと、自分では自覚はないが周りの者からすればそのように見えるものとがある。そうした症状の特性や知覚や思考の障害などからすれば、統合失調症は病死がないというより病識がもちにくい疾患といえる。

また、日常生活や社会生活においては、とっさのできごと、予定外のこと、あいまいな状況、統合的判断が求められるときなどでうまく判断できなくなったり、仕事はなんとかこなせるようになっても、適度に休むことができず、緊張し疲れやすい、休憩中の他の人との交流や世間話など、仕事以外でのつきあいをどうしていいかわからなくて困るという人が多い。

加えて思春期から青年期にかけての発病が多いため、社会生活における普通の経験が未経験であったり、不十分になりやすい。そうした影響もあり、日常生活がやや不器用で常同的、画一的になりやすく、些細なことが大きいストレスになる。そして、社会生活に関しては、適切な仕事が見つからないだけでなく、まだ精神病に対する誤解による偏見や差別がある。そうした偏見や差別を取り込んで、自分が取り込んだ偏見や差別に自分自身がとらわれ、自然な行動ができなくなってしまうという悪循環に陥る。

原因と一般的な治療

統合失調症は、脳の機能に何らかの障害が起こり、過剰に働いたり、通常の働きが阻害されて発症するのだろうというくらいしかわかっていない。さまざまな原因論があげられているが、まだ正確な原因は医学的に解明されておらず、環境因も想定した素質や体質など多因子遺伝要因[注2]に性格要因や生活環境などの社会的要因が重なり、思春期前後のさまざまなストレス（心理的要因）を契機として発病にいたるものと理解されている。

性格的要因は個人差が大きいが、反抗期がなかったといわれるように、分裂気質と称される内向的で自我が脆弱な繊細で対他的な過敏傾向がある。過敏さと同時に相反するような鈍感な傾向があるとも言われるが、これは、過敏さに対する防衛とも自我の脆弱さと緊張の高さのため注意の転動ができないせいとも考えられる。

発症の時期は、多くは思春期から青年期にかけて発症し、遅発性のものも見られるが、四〇歳を過ぎての発病はまれになる。病型は、破瓜型、緊張型、妄想型などさまざまなタイプに分類されているように、一つの疾患というより症候群に近いものと思われる。

医学的な治療は、発症メカニズムが解明されていないため、対症療法的な症状のコントロールに重点がおかれている。急性状態の幻覚・幻聴といった陽性症状は、脳内神経伝達物質の一つであるドーパミンの機能異常と深く関連しているという知見から、ドーパミンの機能を正常化させる薬がもちいられている。病状には個人差が大きく、適切な援助があれば社会生活がおこなえるようになる者もあれば、一部ではあるが慢性に経過する者までさまざまである。

基本的には、薬物による身体療法により症状を軽減し、生活様式を変えたり、適応的な生活技能を身につけたり、環境の調整をおこなうリハビリテーションとしての取り組みが重要になる。

前述したように思春期から青年期にかけての発病が多いため、日常生活や特に社会生活で普通に経験されることが未経験であったり、不十分になりやすい。また、初発時に早期より適切な治療介入がなされた者ほど予後はよく、社会生活への適応もよいため、作業療法などリハビリテーション・プログラムによる具体的な体験を通した生活技能の習得支援が重要になる。

本来病気になりやすい脆さをもった人たちである。そうした脆さを超えて、いかに安定し再発を防ぐか、あるいは急性期的状態をどれだけ小さな負担で乗り越えることができるかが、統合失調症にともなう障害に対する治療・援助の基本といえる。

また、こうした支援は、従来専門職が中心になっておこなわれてきたが、それぞれの病理特性や生活に即した支援が必要なため、ピアサポートと呼ばれるような同じ病いの経験がある支援者の関与もなされている。

作業療法の実際

作業療法の基本的なかかわりは第二章の『回復状態と作業療法』を、作業のもちい方は第三章『作業をつかう』を参照することにして、ここでは統合失調症圏の障害がある人に対する作業をもちいたかかわりについて、実際に臨床でおこなっていることを紹介する。

一．作業をもちいた病状の軽減

急性期の安静が必要な状態を脱してしばらくは、わずかな刺激で不安定になり、混乱したり、身体的な不調が見られたりする。この時期には、病状を早く治めて、遷延化を防ぐことが重要になる。したがって、作業は何かできるようにという使い方ではなく、適度な脳機能活動による不適切な脳活動の抑制と、不要な思いへのとらわれや不快な刺激から注意を逸らす、自己内外の刺激を明確にする、といった作業依存を適応的に利用することで、病状の軽減を図る（三章の『作業で護る—安心・安全の保障』参照）。

そして、導入にあたっては、作業療法士が一対一で個別に介入することが必要な場合もあるが、できるだけ早く、作業を介した間接的な接触による適度な心理的距離の維持や、作業の具現化機能など、作業をシェルターのようにもちいることで、パラレルな場を利用し、他の人と場を共有しても気を遣うことなく安らげるようにする。

このような作業のもちい方で薬物を最低必要量に抑え病状の早期安定を図る。

二 身体との関係の回復

ひとは自分が何か動作や行為をおこなうとき、自分の身体を使っているという確かな感覚を感じることが必要である。また、自分の状態や自分がおかれている環境の状況を判断する情報も、その判断の尺度となる情報も、すべて自分自身の身体を介して得られる。その情報を得る身体と自分が解離した状態では、自分の状態も自分がおかれている状況も正しく判断することはできない。

しかし、亜急性期の時期に、自分がしているのに自分がしているという実感がわかない（離人感）ということがよくある。身体自我があいまいになっている状態といえるが、本来のリハビリテーションを開始するには、まず自分の身体を自覚できるよう、身体自我の回復・確立、自分と身体の関係の回復が必要になる。

具体的には、第三章『自己と身体の関係性の回復』で述べたように、作業にともなう感覚、知覚、運動の協調といった作業の身体性を利用する。少し身体を動かしてみて、身体に生じる感覚に意識をむける、そうしてこころとからだの堅さをほぐしゆるめ、意識してからだを動かし身体自我の回復を図るもの、次いで軽いスポーツなどを利用する。

三．こころとからだの基本機能の回復

そうして、自分の身体が受けとめている感覚に意識がむき現実感が回復してくると、次に必要なことは、自覚して休む、楽しむということを通して、心神の基本的な機能の回復を図ることである。こころとからだの基本機能が整ってこそ、情動面、身体面を併せたストレス耐性にあたる生活体力の向上や、社会生活技能の習得といった本来のリハビリテーションに取り組むことが可能になる。

こころとからだの基本的機能は、適度な睡眠と食事がとれるようになること、夜寝て日中起きて過ごすという一日の生活リズムが戻ってくること、他者が居る場で過ごしたり何かしてもすぐに疲れることがなくなること、といったことが回復の目安になる。自覚して休息や楽しむことができ、ゆとりがもてるようになることで、からだを基盤としたこころとからだの安心感や安定感が生まれる。

具体的には、パラレルな場で他者と共に過ごすことに始まり、自分がおこなっていることやおこなったことを通して、他者とかかわる機会をつくり、受け入れられる体験を増やしていく。もちいる作業は何でもよい、他者とともに楽しむことで体験の共有や感情の共有の機会が増えればよい。

四．その人なりの生活にむけて

大半の人は適切な介入がなされれば、急性期の症状は消失する。しかし、統合失調症の場合、

神経症圏の障害など他の精神疾患とは異なり、基本機能と発症年齢の特性などから社会生活技能に関する問題が大きく、社会生活がある程度安定にいたるまで長期的に支援が必要な人が多い。

その人なりの生活を確立するには、具体的な生活支援を通して、自分の能力や限界を知る、自分の病いや障害と折り合いをつける、現実的な対処ができる、といったことが支援の目標になる。作業活動を共におこないながら、実際に経験したことを通して一緒に考え、本人が気づいていく、適応的なものの見方や方法を学べるようにするという過程が有用である。

その人なりの生活にむけた支援とは、

①日常的な近所とのつきあいで困らないようなつきあい方
　日ごろのあいさつ、ゴミの出し方など
②薬の利用を含む健康の管理
③自分にできるお金や大切な物品の管理
　自動振込、銀行カードの利用など
④社会資源の有効利用
　生活保護、障害年金、医療保険などの制度の利用
　福祉事務所、保健所、職業安定所、市役所（役場）など公的な機関の利用
　銀行、郵便局などの利用
　福祉や精神衛生相談員などの利用

デイケア、授産施設、共同作業所など施設の利用
公園、デパート、市場、風呂など街の中の使えるものの利用

⑤自分に合った食生活の工夫

などであるが、多少難があっても本人にとって負担のない程度がよい。そして何もかも一人でできるようになる努力よりも、

⑥困ったときの援助の求め方

が身についていることのほうが大切である[1]。

もちいる作業は、日常生活活動（ＡＤＬ）や手段的日常生活活動（ＩＡＤＬ）といった日々の生活の自立に必要な基本的なものから始める。そしてコミュニケーション技能や対人交流技能などの社会生活技能に関しては、作業療法では可能な限り個々の生活行為を通して具体的に支援する。認知行動療法や社会生活技能訓練といったモジュール化されたものもあるが、いずれも言語が中心であったり、ロールプレイなどのイメージを利用するものであるため、統合失調症圏の障害がある人には認知の特性上難しい。そのため、体験が十分認識されなかったり般化が困難といったことがある。それぞれの技法の利点は活用しながら、体験そのものは個々の生活行為に関連させておこなうほうが効果的である。

五．地域の生活を支える

病状に大きな変化は見られないが、緩やかな回復の可能性を含む生活の中で再発を防ぎながら、生活の質の維持や向上を図る。地域社会における生活では、グループホーム、ホームヘルプ、ショートステイ、福祉ホーム、地域生活支援センターなどくらしを支える場や制度、就労を支援する諸施設が整備されてきた。こうした施設や制度を有効に利用することで、何曜日にはどこで何をするといったことが一つでも生活に組み込まれると、それにより生活の方向性が生まれる。そうした生活の方向性と、自分の健康の管理がどの程度できるか、困りきる前に上手にヘルプサインが出せるようになるといったことが生活の安定へとつながる。

実際に地域で生活が始まると、いかにこころのゆとりを保つか、些細なことを大きなストレスにしないかといったことが大切になる。そのためには、だれでもいいから気軽に自分の悩みを聞いてもらえたり、相談にのってもらえる人の存在が大きい。また、仲間の溜まり場、ソーシャルクラブ、デイケア、何かの集まりなど、ここなら気を遣わなくてすむ、気疲れしないといった場が大きな役割を果たす。

気分（感情）の障害

気分（感情）の障害は、従前の躁うつ病もしくはうつ病に相当する。従来は身体因性、内因性、心因性と病因で分類されていたが、近年は病因にかかわらず症状で診断名が決められる傾向にある。症状から、内因性の影響が大きいといわれている大うつ病性障害[注3]（major depression）、心因性の影響が大きい抑うつ神経症ともいわれる気分変調症（dysthymia）、躁うつ病といわれていた双極性障害（bipolar disorder）などの診断がなされている。

またうつ状態は、うつ病でなくても、統合失調症、不安神経症、解離性障害、境界性人格障害、自己愛性人格障害、依存性人格障害、回避性人格障害など、さまざまな精神疾患や身体疾患でも見られる。さらに近年軽症化と同時に、新型うつ病と称して、従来の主要なうつとは異なる症状を示す若年性のうつが増加している。

こうしたうつの多様化と増加に対し、「こころの風邪」という言葉が流行《はや》った時期もある。風邪のようにだれでもかかりやすい病気なので、早期発見早期治療にむけて、あまり深刻にならないようにということだと思われる。しかし、風邪のようにだれでもかかるという意味では間違いではないが、風邪のように簡単に治るわけではない。これほど大変な風邪はない。適切な手だてをしなければ悪化し、遷延化、慢性化し、時には死にいたる簡単には治りにくい病気なのだ。

生涯有病率は、時代や文化によっても異なるが、双極性障害は男女の差はほとんどなくいずれも〇・二一～一・六％、単極性障害は男性が一三％あまり、女性が一七％あまりで、女性が男性の二倍弱発症しやすいとされる。女性に単極性障害が多いのは、ホルモン分泌の不安定さなど生理学的影響やジェンダーなど社会的原因の影響と考えられている。

好発年齢は男女を問わず、二〇歳代に多く、次いで三〇歳代が多く、初老期うつ病と称されるように中年期から初老期にあたる四〇～五〇歳代の初発も多い。また身体疾患の患者に有病率が高く、二から四割がうつ状態を呈しているという報告がある。

気分障害の病相は通常はほぼ寛解し普通に社会生活が可能になる。ただ、大うつ病性障害は、半数あまりが再発を繰り返し、五～一〇％程度が双極性障害に発展する。気分変調症は、五％が双極性障害に、二〇％が大うつ病になるという。

また双極性障害は何らかのパーソナリティ障害（特に境界性人格障害）やパニック障害などの不安障害、アルコール依存、薬物依存、摂食障害などとの併病が多く、半数あまりという報告もある。

全体として、従来の定型的なものは予後がよいが、近年は、多様化もあり、慢性化・遷延化するものや、軽快しても軽度のうつ状態が続くものが多い傾向にある。

何が体験されるのか

気分障害ではどのようなことが体験されるのだろう。病的体験は、大うつ病と双極性障害とではうつの状態での体験は類似しているが、近年増えている若年性のうつは従来のうつ病の症状とはかなり異なる。

一．大うつ病性障害

大うつ病は従来のうつ病にあたり、何をしても気分が晴れず、むなしい空虚な感じや、喜怒哀楽の感情がうすれ、楽しみだったこともする気にならず無感動になる。急に泣きたくなったり、一日中ふさいだ嫌な抑うつ気分にみまわれ、食欲がなく体重も減少する。また寝付きが悪く眠りが浅いため睡眠障害があり、動作や思考も遅くなり、毎日身体がしんどくて疲れやすく、何に対しても興味や意欲がわかなくなり、一日中寝て過ごすこともある。頭が重く記憶力・集中力・思考力・決断力も低下する。何をしても気持ちが落ちつかず、何を考えても悲観的で悪いほうにしか考えられない。先の希望どころか自己評価が低下し、自分は何の価値もないと感じ、自責感や焦燥にさいなまれる。ひどくなると心気、罪業、貧困などのうつ病性妄想がみられ、希死念慮にとらわれる。

このように抑うつ気分を主症状とする生命感情の障害により、疲労・倦怠感があり、意欲や行動のすべてが抑制される。身体面では不眠、早朝覚醒などの睡眠が障害され、わずかなことで疲れるようになる。食欲や性欲も減退し、胃炎や胃潰瘍をともなったり、頭重、頭痛や腰痛など身体の各所に痛みがみられたりする。

こうした症状には、午前中はすぐれず、午後のほうが多少軽快するという日内変動が見られる。

二．双極性障害

このようなうつ状態に対し、双極性障害の躁状態ではまったく対照的な体験がなされる。躁状態になると、気分は爽快で自尊感情が肥大亢進し、万能感にあふれ何でもできるような感じになる。朝早く目が覚めるが、疲れを感じることなく、眠らなくても活動を続ける。多弁で次から次へ新しい考えが浮かび（観念奔逸）、活動性も高まるが、注意は散漫になり、一つのことに集中できず、おこなうことにまとまりがなく、表面的で、ひどくなると誇大な妄想、行為心迫、抑制消失による逸脱行為などが見られる。また、感情が高ぶり、わずかなことで刺激され、怒りやすく、攻撃的になり周囲の人との軋轢も生まれやすい。

三．若年性（新型）うつ病

一方、新型といわれる若年性のうつの症状は、軽症うつ病との判断が難しいが、従来のうつ病と異なり、学校や職場ではうつになるが、それ以外の時間では好きなことをして過ごすことができる。また、従来のうつが午前中調子がすぐれないのに対し、夕方に生じやすく、食欲や睡眠も過剰になる。さらに、従来のうつが自責的になるのに対し、気分の浮き沈みが激しく、他人の言動に過敏で些細なことで傷つき、他人のせいにする他責的な傾向がある。わずかなことで苛立ち腹を立て、怒りが外にむかうため、物にあたったり、粗暴な行為になることもある。また不安や焦燥感、孤独感を紛らわせるように買い物や賭け事への依存や、性的逸脱行為、自傷行為などが見られることがある。

こうした新しいタイプのうつ病は、大半の人が不安障害が前駆的に体験される。

原因と一般的な治療

気分障害は、神経伝達物質（セロトニンなど）に対する過敏性などの遺伝的な体質を背景に、病前の性格や性格形成に関連のある生育歴、家庭環境など環境因子が関連し、ある状況（社会的要因）が誘因となって発病にいたると考えられている。しかし、従来の気分障害と若年性（新型）うつ病では発症の原因や治療も異なる。

一．従来の気分障害

気分障害になりやすい性格的要因には、比較的はっきりした傾向があるとみられている。下田が執着気質[2]と名づけた、仕事熱心、凝り性、徹底性、正直、几帳面、強い正義感や責務感などの気質的特徴や、テレンバッハ（Tellenbach）[3]がメランコリー親和型性格といった、秩序性や仕事上の几帳面さ、入念さ、義務責任感、良心性、他者のための存在、といったことが、病前性格に特徴的である。

また心理的、社会的状況因としては、死別、転居、新築、結婚、離婚、昇進、引退など環境の変化が誘因としてはたらき、広い意味での対象喪失が誘発状況であるという見方がなされている。

うつ状態に対する治療は、急性状態に対しては、薬物療法を主とし、従来の三環系や四環系抗うつ薬に対しセロトニン系に作用するＳＳＲＩやセロトニンとノルアドレナリンに作用するＳＮＲＩなどが使用されている。こうした抗うつ薬は因果関係は十分解明されていないが、自殺企図の危険が高いなどの副作用もあるため、医師の指示にそった服用と服用による変化を医師に正確に伝えることで、自分に適した薬物療法の調整が必要である。

そして、薬物療法に並行して、うつになりやすい物事の認識の仕方をコントロールする認知行動療法がおこなわれることが多い。なお、薬物療法などの効果がない場合などには、断眠療法や光療法、賛否両論あるが無けいれんの電気けいれん法などが限定的に使用されることがある。軽症うつ病の場合は、副作用のこともあり、できれば薬物療法は避けたほうがよいとされる。

双極性障害の躁病エピソードに対してはリチウムなど気分安定剤に非定型抗精神病薬が併用さ

れる。そして病状がある程度改善されれば、病識を深め治療に取り組むよう認知行動療法などの精神療法や心理社会的治療が取り入れられる。

通常は薬物療法や精神療法で安定するが、近年遷延化の傾向があり、回復過程の初期において、作業にともなう感覚、知覚、運動の協調といった作業の身体性をもちいて病状の安定を図ったり、作業の具現性や具体性をもちいて現実感や生活リズムの回復、必要に応じて、自分の認知特性の現実認識、休息のとり方や趣味の探索など生活や思考パターンにゆとりをもたせるために、作業療法が関与することが多くなっている。

二 若年性（新型）うつ病

従来の気分障害になりやすい性格的要因をもつ人は、かなりの社会生活の経験があり自己像が確立されている。それに対し、若年者のうつ病になりやすい者は、社会的にも十分な経験がなく、自己同一性や性格防衛が形成されていない、いわゆる思春期心性にともなう未成熟さが背景にある。そのため、仕事や学業などで、規範や秩序を受け入れたり、他者への配慮を求められるような状況で、他責的な言動と共に神経症様症状をきたし発症する。

そうした特性から、従来の気分障害に比べ抗うつ剤の効果がなく、うつ状態は軽症だが直りにくい。そのため、個々の要因を分析して、支持的精神療法や認知行動療法、疾患教育、薬物療法、環境調整、リハビリテーションなどを並行しておこなう必要がある。

作業療法の実際

気分障害は病気であるという自覚をもち、休養し治療に専念すれば、薬物療法で回復することが多く、従来は作業療法で積極的にかかわる機会は少なかった。しかし社会環境の変化などもあり、慢性化、遷延化する傾向がみられ、それにつれ作業療法のかかわりも増える傾向にある。ただ、早すぎる導入は、そう病相であれば興味の拡散や行為心拍を招いたり、うつ病相であれば病前との比較から自己否定感を強めるといった心配があるので、導入時期は気をつけなければならない。

作業療法は、生活行為を手段とし作業をもちいて、現実感や基本的な身体機能の回復に始まり、自分の物事の認識の仕方や生活のありようを見なおし、病前の生活に復帰を援助する。[4] ここでは、従来の気分障害に対する作業療法のかかわりの原則的な者を紹介する。

一．作業療法の導入

ある程度休養すれば、何かしてみようという気持ちが起きる。しかし前述したように躁病相では、本人の希望にまかせると興味が拡散しやすく、うつ病相では自分で決定できなかったり、自己卑下感を引きおこしたりする。かかわり方いかんが回復期間に影響する時期である。

導入にあたっては、病相期を抜け出したばかりの不安定さをまとめることが重要である。躁病相、うつ病相いずれも、創作的なものや完成までに時間を要するものは避け、

- 作業結果の予測ができる
- 直接的な満足が得られる（簡単で失敗の少ない）
- 努力以上に作品の見栄えがよく、価値がある

といったものをもちいる。実際には散歩や音楽鑑賞など受動的で気分転換になる活動や、スタンピングによるレザークラフトの小作品のように、あまり時間や技術を要さず、しかも作品の見栄えのよいものが利用できる。初期には作業療法士との一対一のかかわりで開始する。

うつ病相であれば、

- 経験があるものより初めての活動
- 簡単で繰り返しのある構成的活動（精神運動抑制に応じて）
- 組織的で実用的な活動（決断の困難さと葛藤を避ける）

をもちいる。

初期には作業療法士との一対一のかかわりで開始し、

- 一回に時間は短く、時間の連続性をもたせる
- 話しかけは簡単にわかりやすく、対象者のテンポに合わせる

といったことに気をつけるとよい。

躁病相に対しても、病相期を抜け出したばかりの不安定さをまとめることが目的になる。作業活動は、

- 一回の活動時間は短時間にし、回数を多くする
- 決定が困難な場合は援助する
- 注意指導は短く頻繁におこなう
- 一度決めたことは最後までおこなえるようにする
- 首尾一貫した毅然とした態度をとり、社会規範にそった制限と受け入れをはっきりと示す

など、時間、作業量、禁止事項などの指示、制限は明確にする。他者と場を共有するパラレルな場を利用できるようになれば、躁的な言動で、後でしまったという思いが起きないよう配慮も必要である。

躁病相では自己中心的な一体感情の強さのあまり、他人の気にすることを平気で言ったり変におだてたりすることもある。受けとめ流すゆとりをもち、安心して怒りが表出できるような対応が大切である。また、そうした言動に対する人前での禁止は、言葉でなく何かサインを決めておくとよい。

二．現実感の回復—受容される体験

少しずつ現実的な生活のことなどが考えられるようになると、無理や焦りが起きやすい。そう

した時期には、肯定的行動を強化しながら、無理をしなくても受け入れられる体験をもてるようにする。

うつ病相に対しては、大変な状態を乗り越えたことを評価し、以前との比較ではなく、今達成したことを評価することで、肯定的な行動の強化を図る。この時期もまずは比較的なじみの薄い活動からはじめ、簡単な課題の達成に合わせて活動のレベルを上げ、徐々に病前の生活に関連した活動に移し、自信の回復へとつなげる。とにかく無理をしない、焦らないということが必要で、

- 息抜き、気分転換の方法を共に探す
- 家族に、患者を見守り待つ努力を協力してもらう

といった形で、本人だけでなく家族にも理解してもらうことが大切である。

躁病相に対しては、能力範囲の活動で達成感を経験することで肯定的な行動の強化を図る。実際の活動においては、とかく成果を気にしがちになるので、競争的な活動や集団内での役割活動などは避け、結果より過程の努力を認めるようにする。褒め方が無理の原因になったりすることもあるので注意が必要である。

いずれにしても、作業の選択にあたって、病的な状態に目を奪われると、その状態（作業遂行機能）に合った簡単な活動ということになると、どうしても幼児的なものになりやすい。対象者の生活年齢、経験、知的レベルなどに十分配慮し、その人のプライドを傷つけることがないように気をつける必要がある。また、工程の工夫や題材の選択などの配慮で、プライドを保ちながら

目的が達成できるような気配りも必要である。

三．生き方の見なおし―現実との調和

症状が落ちつき、少し自分の生き方などを振り返る気持ちのゆとりが生まれると、治療者から具体的な生活に関する問題などに触れられても受け入れられるようになる。そうした段階になれば、自分の認識や行動のパターンを自覚できるよう導き、環境や生活の仕方（生き方）を変えたり、楽しみをもったりすることで、それまでのように無理をしなくても過ごせるようにする。

この段階になると、家族や周りの人も、早い社会復帰を期待するようになる。そのため、一進一退があること、無理をしないことの重要性を伝え、病気に対する理解と患者のこころの支えへの協力が得られるようにすることが必要である。

うつ病相に対しては、自分の生き方の見なおしが必要である。

- 休養のとり方を学ぶ
- 何か仕事以外に趣味を見つける
- こだわり、執着する気持ちが無理につながることを理解する

など、息抜き、気分転換の方法を身につけるような機会をもつ。そして、徐々に援助を減らし、自立感を育てる。

躁病相に対しては、本人の生き方の見なおしとして、

- オール・オア・ナッシング的な融通性のないパターンについて考える
- 完全なことなどほとんどないことについて洞察を促す
- 新しい適応的な人間関係を体験する

といった機会をつくる。認知行動療法などもこの時期になると効果的である。また、

- 集団の中で他の人と場や感情を共有する
- 分担された役割を果たし、普通に受け入れられる体験をする
- 本来もっている能力に気づく体験をする

といった機会なども、自己尊重を育てることで無理な努力をしないでもよい生活の仕方の見なおしになる。

最後に、気分障害に対して特に注意が必要なことに希死念慮がある[5]。うつの病相期初期や回復期など多少ゆとりが残っていたり、ゆとりが回復し始めたときに、将来に対する断絶感から、なんとなく気分に負けて死を選んでしまうことがある。治療契約がなされた関係であれば、積極的にその気持ちを聞き、制止することが必要である。

神経症性の障害

神経症性の障害は、器質的な障害はなく、急激な精神的衝撃、生活環境における慢性的なストレス、精神的葛藤、性格の偏りなどを含む、何らかの心理的できごとが心因となり発症する。従来神経症といわれていたもので、精神病との区別だけでなく、病気と正常との区別がつきにくい。生涯有病率も、障害により幅があり発生頻度の統計的判断は難しい。発病年齢は青年期を中心に子どもから老人まで広く、一〇代後半から四〇代に発症することが多い。神経性の障害は、器質的要因によるものは少なく原因が解決されれば治癒するといわれていたが、多くは慢性化しやすい。

病因論的には反応性障害にあたり、ストレス状況に適切に対処できず葛藤を起こしやすい素質や性格傾向が大きく影響する。性格要因には、自己中心的、自己顕示的、演技的、感情不安定、衝動的、好き嫌いが激しいといった演技的な傾向、小心、きまじめ、几帳面、融通性がない、過度に良心的、強すぎる責任感、完璧主義などの強迫的な傾向、過敏、易疲労、内向的、過度な配慮、過度な遠慮など一般に神経質といわれるような傾向がある。

症状は多彩で、不安・葛藤に対して適応的な防衛機制をはたらかせることができなかったり、極端なもしくは歪んだ防衛機制がはたらいて形成される。症状により恐怖症性不安障害、他の不安障害、強迫性障害、重度ストレス反応および適応障害、解離性（転換性）障害、身体表現性障害などの病型に分類される。

何が体験されるのか

たとえば、不安神経症では、強い不安とともに動悸や胸の痛み・不快感などが生じることがあり、身体表現性障害では、感覚や運動の麻痺や、立てない、歩けない、声が出ないなどの身体症状が生じる。不適応な防衛機制により身体的に表現を借りて形成されたもので、器質的に異常はなく転換症状という、転換症状は器官言語と呼ばれるように、その症状と関係する器官の機能から症状が象徴的に患者の気持ちを表している。

心気症は、心身の些細な不調に対し、何らかの重大な病気ではないかという強い危惧を抱き、それが次第に、身体各部の異常感になり、不眠、注意集中困難、意欲減退などが見られるようになる。こうした症状は、現実からの逃避や適応できないことに対する合理化によるものという解釈もなされる。

強迫性障害では、自分では無意味で非合理的なこととわかっていても、やめると不安になるため繰り返してしまう。強い不安や葛藤、とらわれ、何度も何かを確認したり、手を洗い始めると止められないなどの強迫行為、儀式的行為などにより、正常な日常生活における活動が滞る。

そうした自分の行為により疲れ果てて仕事ができなくなるなど、日常生活や社会生活にも支障が生じるようになることがある。また強迫行為は、日常生活の行為すべてに起きるわけではなく、手洗い強迫なら手洗いに関係するもの以外には関心がむかないことが特徴である。

神経症性の障害は、大半は自己完結型の生活の障害であるが、その通常の気になり方とはかけ離れた不安やそれにともなう行為が日常生活や仕事に大きく支障をきたすようになると、社会的、職業的にも制約が生じるようになる。自己中心的な依存傾向が強い場合には、周囲の者に依存しながら、その相手を独占し操作的に動かそうとするため、他者との関係にも影響するといったことがみられる。

原因と一般的な治療

自律神経が過敏であったり、疲れやすい体質など生得的な素質や、過度にまじめで、完全主義であったり、極端に自信がないとか反対に自己示性が強いなど、幼児期からの成長過程で形成された性格の偏りなどの、神経症性障害の準備性をもった人が、何らかの精神的なストレス状況に出会ったときに発症すると考えられている。

同じ環境やストレス状況下でも、その人がどのように受けとめるかによって、神経症性障害が生じたり、生じなかったりする。一般的には、そうした発症の基盤にある不安や抑うつを抗不安薬や抗うつ薬によって軽減しながら、心理支持的な精神療法に始まり、行動療法や認知行動療法、洞察的精神療法などの精神療法により、葛藤を起こしている自分を洞察したり、ストレスを軽減するような生き方を身につける行動変容を図る。

作業療法では、思考優位な生活を送りやすい神経症の人たちに、具体的な活動による現実的な体験を通して、思考的とらわれから現実的な感覚に意識がむくようにする。

作業療法の実際

精神療法の言語の代わりに作業の非言語的特性を生かした精神療法的作業療法がおこなわれることもあるが、通常は他の治療を補助する役割として、感情表出を助けたり、適応的なアクティングアウトや自己愛を充足する機会を提供し、症状の安定と健康な機能の強化といった役割を担う。

一．作業療法導入時に注意すること

作業療法導入初期には、作業を勧めることはせず、してみたいものがあれば教えるといった程度の距離を保つくらいがよい。作業療法の場でできることを紹介し、興味が示されれば、作業に関して関与する。そうした本人が気持ちを開く時期を待つ、適度な心理的距離を保ったかかわりが後々の関係をスムーズに運ぶ。

作業に興味を示すようになれば、作業を教えるという形で心理的距離を保ちながらかかわる。活動中に強迫行為や転換性の症状が見られることがあるが、多少活動に影響があっても、症状（病理に関すること）には触れずにおくほうがよい(6)。触れることがかえって患者に症状を意識させることになる。特に、他の精神的な治療がおこなわれていてその補助的役割を担うときには、病理には触れず、健康な作業欲求を満たすかかわりが重要になる。

作業は本人の生活体験に基づいた興味のあるものをもちいるとよい。初期には自分が使用する自己愛を満たす創作的な活動や音楽を一人楽しむといった個人的な活動が選ばれることが多い。そうした精神内界に触れず本人の努力や成果を認めることが自己評価を高める。

二．回復過程で見られる現象への対応

ある程度関係が成立してくると、補助的な関与であっても、治療者に対して極端に依存してきたり、攻撃性をむけるなどアンビバレンツな言動がみられるようになることがある。治療的退行にともなう転移によるものと思われる。恋愛感情をむられたり、万能視されたり、他のスタッフに対する陰性感情を打ち明けられたりすることもある。そうした言動は、治療者が振り回されるだけでなく、スタッフ間のダブルセラピスト状態を引きおこすことがある。適度な退行を受け入れることは治療上必要であるが、一定した対応が必要である。

身体化された症状の苦しい気持ちに親身にかかわりすぎると、症状に対する意識を強める結果

になる。健康な自我にかかわり、生活を安定させるために作業を介してかかわるという、現実的な距離を維持する。

自分の状態に対する現実的な認識が始まると、症状に対するとらわれに対しても、自分から対処する気持ちがみられるようになり、実際に行動もともなうようになる。そうした段階になると、他者との共同作業など集団場面で社会生活における役割に類する行為もおこなえるようになる。自己愛を満たす個人的な活動から、他者に配慮した愛他的な活動が自尊心を高め、健康な自我を育む。

また、神経症性障害がある人は思考優位な生活を送りやすいため、比較的粗大な動きをともなう軽いスポーツやゲームなどを、他者と共に楽しむ機会があるとよい。自分の身体感覚を通した気持ちの表現や、心地よい身体の使用感の経験が生活の広がりを生む。そして、他者との活動に負担がなくなれば、少し中心的な役割をとることなども有用である。

パーソナリティの障害

パーソナリティは、遺伝やその他の生物学的要因による気質体質、発達過程や環境などの心理的要因により形成された、日々の生活においてその人を特徴づける情動や行動の特性をいう。

パーソナリティ障害とは、自我の形成不全による歪んだ病的な個性が日常生活において本人に支障をもたらすか、社会生活に大きな支障をきたすものをいう。主には思春期から成人期早期にかけて認められ、妄想的な不信を抱くもの、他者とのかかわりをもたないスキゾイドパーソナリティ、非社交的で認知に歪みがある統合失調症型、反社会的な行動が特徴的な反社会性パーソナリティ、境界型、演技性が強いもの、自己愛型のもの、回避傾向が強いもの、依存性のもの、強迫的な性格が強いものなどに類型化されている。

精神疾患の一態に含まれ、広義には神経症圏の障害に入るが、他の精神疾患と比べて性格特性が基盤にあるため、全体としての症状が長期にわたり変化しない。通常の性格の歪みなどとの区別がつきにくく、臨床的診断は難しい。

神経症が主に本人が悩むのに対し、パーソナリティ障害は、自分も悩むがそれ以上に周りを悩ませるのが特徴といえる。

疫学調査では、人口の一～二％程度といわれている。発病年齢は一〇歳代後半から二〇歳代前半にかけてが大半で、二〇歳代後半から三〇歳代の成人期にもまれにみられる。見捨てられた体験と甘やかされた体験がともにあるといわれているように、基本的な信頼関係の体験が乏しい。まじめで几帳面な一面と非常にわがままで自己中心的な側面がみられる。そうした未熟な人格特性を背景に、自分自身が問われる青年期の時期に、対人関係において思うようにならない事態に直面したなどが発病の契機になると考えられている。

気分（感情）障害や精神作用物質による障害などを合併することが多く、症状は不安定で、抑うつ、対人恐怖、強迫行為、粗暴行為、万引きなど反社会的な行動化、自殺企図など自己破壊行為、万能視と操作といった不安定な対人関係など、多彩な神経症的症状や言動がみられる。

何が体験されるのか

基本的なパーソナリティの特性にもよるが、社会生活、主に対人面において、些細なことで傷つき、強い不安や不信、葛藤にさいなまれて、周囲とのかかわりを避けたり、両価的なかかわりをしたり、不安定な情緒のなかで、過食やリストカット、家庭内暴力、性的逸脱行為などの激しく多彩な衝動行動がみられる。

このような不安定な他者との関係や行動により、日常の生活が安定せず、自分の行為によって疲れ果ててしまう。部分的には高い能力をもちながら、恒常的な他者との関係がもてないため、仕事も長く続かない。日常生活や社会生活における自己破壊的ともいえるような言動が多い。持続性という意味で社会での適応能力が低く、本人の生活だけでなく、家族の日常そのものが崩壊したり、近隣の人の生活にも影響がおよぶことがある。

常に家族をはじめ関係のある周囲の者を巻き込む形で起きている、社会的逸脱行為を含んだその極端で変動の激しい感情や衝動性により、日常生活の制限もさることながら社会参加においても、周囲から拒絶されるなど大きな制約が生じる。就労する者もあるが、安定した関係で持続するということが難しく、転々と職を替えることが多い。

原因と一般的な治療

パーソナリティ障害は、気質体質といった遺伝やその他の生物学的要因、幼少時からの精神発達的要因に社会文化的な環境要因が絡み合って発症すると考えられる。パーソナリティ障害は、どこまでを病気とみて治療対象としてよいのか論議の的である。精神発達過程に関連する根の深い人格の防衛体系に対しては、薬物療法は有効ではないが、不安や抑うつ状態、興奮や衝動行為、精神病症状に対症的に薬物をもちいながら、稚拙な社会生活技能に対し、精神分析療法や認知行動療法などの精神療法を中心に、心理社会的治療が取り入れられる。

治療関係が成りたちにくく、治療者や医療機関を次々に替える者が多い。ある程度の治療的信頼関係ができても「終わりなき治療」と称されるように、かなり長期にわたる援助が必要なことが多い。

筆者の作業療法の臨床では、個人精神療法の転移と逆転移のなかでの操作より、集団の中で具体的な活動を通して、問題になる不適応部分に直面させる心理社会的治療のほうが有用であると経験されている(7)。

個人精神療法、集団療法、薬物療法、家族療法、環境調整など治療やリハビリテーション的処遇、いずれもそれ一つで高い効果を示すものはなく、治療的には難しい障害であるが、生活経験のなかで、いろいろな人とのふれあい、年齢を重ね、多様な生き方や考え方、どうにもならない状況に対して少し受け入れたり耐えられるようになると、三〇～四〇歳代までに状態が改善し、極端な症状や不安定な言動が治まっていく者もある。

作業療法の実際

精神療法など他の治療に対する補助的な機能として、

- 現実的な治療の枠組み（作業の具体性や意味性、目的性）
- 心理的距離の保持（作業の具体性と物理的距離）
- 自己能力の現実検討、自己評価（結果の具体性）
- 適応的発散（衝動エネルギーの身体エネルギーへの変換、身体性）
- 自己愛、有能感の充足（作業の結果、道具の使用）
- 身体自我の確立（作業にともなう身体感覚の入力、身体性）
- 依存欲求の充足（作業を教える、手伝う、共有性）
- 適応的退行の保障と退行欲求の充足（作業の具体性、投影性）

・受容される体験、集団所属体験（作業の共有性）

といった作業の具体性、現実機能、適応的な行動化（アクティングアウト）の効果、作業活動を介する心理的距離の保持機能などをもちいてかかわることになる。(7)

一．作業療法導入時

作業療法への導入にあたっては、約束が守られることはまずないが、参加にあたっての基本的なルールをきちんと伝える。それでも、いろいろな理由をつけて遅れてきたり、休んだりする。目的をもって継続的に参加することは難しく、場を壊すような言動がみられることが多いが、集団プログラムも組み込んでおく。

治療者に対しては、かかわりのはじめには一見信じられないほど安定した関係を示すこともあるが、新しい依存対象に対する理想化と一方的な期待による努力であり、一時的な現象と心しておかねばならない。

二．作業療法導入後

少し慣れて関係ができ始めると、治療的な退行とともに転移現象も激しくなり、万能視したり、わずかな食い違いから激しく攻撃するといった理想化と価値下げに揺れる。職業的な真摯なかかわりでは満足せず、決して見捨てない保証を得ようとするかのような言動が続く。分離や喪失に対して病的な退行、自己破壊的な退行が起こりやすく、満たされることのないわがままな要求と操作性のため、治療者は疲れ果てる。

作業療法では、精神療法のような明確な治療構造を定めにくいため、参加にあたって取り決めたルールや作業の現実的な枠を生かし、退行を大きくしないよう現実的な関係を維持する。

作業も、その場の気分転換や発散、関係性の維持のためにおこなうことがほとんどである。ただ、言葉では抽象的でイメージによるかかわりになりやすいのに対し、作業を介したかかわりはその経過や結果が具体的であるため、本人が自己能力の現実検討の場面に出会うことは避けられない。そのため、衝動の発散程度に治まらず、激しい行動化（アクティングアウト）を誘発する危険性も大きい。自尊心を傷つけることのないよう、適度な発散と自己愛、有能感を満たしながら、作業が適応的な行動化（アクティングアウト）になるようにできればよい。多少の脱線行為に対しても本人を見捨てないという姿勢、受け入れられないこと、受け入れられることをはっきりと示すことが重要になる。

集団場面では、欠席したり遅刻したり、継続的参加は難しいが、まったく参加しないわけではなく、いつも周辺にいるという印象を受ける。集団内では、非常にまじめな一面と、ひととの距離のとり方が苦手で変に茶化したり、競争的、攻撃的になるなど両極端の言動がみられる。

しかし、無理をしないで人と共に過ごしたり、楽しむ、受け入れられるといった、自然な他者とのかかわりの体験は本人にとっては有用である。関心をもちながらも自分からはひとの集まりに入るのが苦手なため、集団をもちいる場合には、他のメンバーへの刺激やトラブルなども回避するのではなく、クライエントや他のメンバーにとって、他者とのかかわりにおける相互の課題として、積極的にもちいることが必要である。

作業活動という現実的な枠を利用し、治療者は揺れない存在として一定の位置関係を保ち、クライエントにとって新しい適応的かかわりの対象となるように進める。

三．作業療法終了

パーソナリティ障害の治療は、クライエント自身が満たされることがないように、治療者にとっても、手応えのある終わりを迎えることはほとんどない。クライエント自身が何か自己評価のはっきりした体験をきっかけに、社会を受け入れる力、ウイニコット（Winnicott）（一八八六～一九七一）のいう「一人でいることのできる能力[8]（capacity to be alone）」が育つことで、自然に離れていく。治療的かかわりも含めて、いろいろな経緯を通して、極端な症状や不安定な言動が治まっていく。新しい依存対象を求めて去っていく者もあるが、それはそれでよい。そうした繰り返しもまた、パーソナリティ障害に苦しむ人にとっては、大切な経験の積み重ねである。中途半端な関係は、どちらかが疲れ果てるまで終わりのないかかわりになってしまう。

摂食障害

摂食障害（eating disorder）は、神経性無食欲症（anorexia nervosa）と神経性大食症（bulimia nervosa）に分けられる。一九世紀後半に注目されるようになり、一九六〇年代より先進国で急速に増加し続けている。発症率は時代や文化など社会的要因の影響が大きいが先進国で一〜二％、男性にも見られるが、主として思春期から青年期の女性に多い。時代や地域、社会的風潮、生活状態、食料事情といった社会環境の影響を強く受けるため、食べることに精一杯な環境における発症はまれである。身体像の障害、不食、拒食、過食自己嘔吐などを繰り返し、その結果、精神面にも身体面にも種々の機能障害をきたす一つの症候群といえる。

摂食障害の多くは、本人の意志による食事制限もしくは摂食困難な状況から始まる。拒食と過食は相反する現象にみえるが、基本的な心性は近しく、経過のなかでそれぞれに移行したり、双方の症状を併せもつこともある。

治療により大半が軽快するが、軽快しても対人関係や社会環境におけるストレスなどに敏感に反応し再発しやすく、慢性の経過をたどる場合が多い。

何が体験されるのか

神経性無食欲症では、骨が浮き上がるほどやせながら、やせているという自覚はなく（自己像の異常）、過剰な運動をするなどの過活動状態が続く。次第に空腹感が生じなくなり、過活動と不安定な摂食状態が続くことで体重が減少し、無月経、便秘、低血圧、徐脈、皮膚の乾燥、皮膚角化、低体温、低血糖、点状出血斑、肝機能障害、脾腫、腹部膨満感、といった飢餓による栄養失調状態と同様の生理的変化が始まり、産毛（うぶげ）の密生などの身体的異常が見られるようになる。反動として過食が生じることもある。その状態が続けば、内臓萎縮や不可逆的なものではないが脳の縮小なども見られる。

一方、神経性大食症は、生理的な空腹感に基づくものではなく、心理的な欲求の高まりにより食べずにはいられない状態が続く。大量に食べては、食べる満足感と食べた罪悪感や絶望感のなかで、食べたものを吐く自己嘔吐(self induced vomiting)や下剤を使うなどする浄化行動(purging behavior）を繰り返す。嘔吐を繰り返すと、逆流した胃酸により歯のエナメル質が溶けて虫歯になったり、食道炎や食道下部から噴門部にかけての裂創、出血などが見られることもある。また、低カリウム血症による筋力低下、胃アトニー、不整脈、腎機能障害なども出現する。指に吐きだこができることもある。

このように、極度の拒食や過食により、中枢性摂食調整機構が麻痺し、食行動の異常を止められなくなり、「食べない」から「食べられない」「食べるのを止められない」といった悪循環になる。近年の傾向として、拒食から過食へ移行するケース、拒食の既往のない過食、特定不能の摂食障害の増加、などが指摘されている。

いずれも病気という認識があまりなく、治療には拒否的であったり、自分の身体の状態を深刻に受けとめることはない。親、特に母親に対して、それまで手のかからなかった子どもに、急に反抗期が訪れてきたかのような反抗と依存という両価的な態度が見られる。また、葛藤にともなうさまざまな問題行動、食行動の異常が生活場面にも現れ、家族が振り回される。神経性大食症でも、その食の不安定さ異常さに家族が巻き込まれ、いずれの場合も家庭は、日常的な生活の崩壊にいたることもある(9)。

摂食障害は、ある意味では強迫性表現であり自己完結型の生活の障害といえる。しかし、神経症、境界型人格障害、精神病レベルにいたるまで、その病状の範囲が広く、個人によってはその不安定な対人関係や行為が社会生活に大きく支障をきたす。

原因と一般的な治療

発症の原因としては、思春期の自立に関する葛藤、肥満蔑視によるダイエットの流行、やせ願望にともなうダイエット、学校や職場、家庭におけるストレス、気質・体質、体型などの生物学的要因、脳の機能など摂食調整機構の機能異常なども指摘されている。このように、身体的要因や心理的要因などの内的要因と、家族的要因や文化的要因などの環境的要因が絡み合って発症するとみられている。

一概には言えないが、摂食障害になる人たちは、比較的美意識が強く、まじめで神経質、努力家で完璧主義、悩みを一人で抱え込んでしまう、自信がもてず他者の評価が過剰に気になるといったような性格活傾向がある。

治療は原則として、命に別状がない限り外来通院でおこなわれる。まず病気から派生する心身の症状を薬物療法で軽減し、「身体症状－精神症状－行動」の悪循環の拡大を防ぐ。薬物は、抗不安薬や抗うつ薬と、低栄養に対するアミノ酸製剤や栄養剤、消化薬、吐き気止め、便秘予防、自律神経調整薬、ビタミン薬、胃腸機能調整薬などがもちいられる。薬物は対症療法や治療導入のためで、治療の主体は異常な摂食行動の原因を解決すること、体重の回復にむけた身体療法、食事のとり方や体型、体重などに関する認知の歪みを修正するために、行動療法や認知行動療法をおこない、原因の根底にある自己の確立を図る。

摂食障害の治療は、長い時間がかかり家族の理解と援助が必要不可欠になる。家族に対しては、摂食障害への理解を深めてもらうと同時に、治療には家族の協力が不可欠であること、患者の気持ちを理解できるように話し合い、誤った認識や対応があれば、日常生活での適切な対応方法を知ってもらう。また、家族に心理的問題があれば、家族内関係の調整を図り、過剰な不安をなくし、治療協力者としての自覚をもってもらう。

作業療法の実際

摂食障害の治療には、薬物療法、精神療法、行動療法、認知行動療法などが併用されるが、作業療法そうした基本的な治療を補完する役割としてもちいられる。医学的管理にともなうストレスの軽減、行動化の背景にある感情表出を助けたり、適応的なアクティングアウトや自己愛を充足する機会を提供し、症状の安定とともに、健康な機能の強化といった役割を担う。

一．医学管理のストレス緩和

病状が重篤な場合は、生命維持や基本的なからだの機能回復のために、身体面の医学的管理や生活の管理上、行動制限がなされることが多い。そうした必要ではあるがストレスの大きい医学的管理を補完的役割として、作業療法は治療におけるストレスをやわらげる役割を担うことになる。この時期の作業療法導入は、個別的、もしくはパラレルな場の併用から始める。導入にあたっては、あいまいな約束をしないことが必要である。時間や場所など限界設定を明確にしたうえで、病気にとらわれることなく、楽しんで何かに集中する時間がもてるようにする。

本人が関心を示し、してみたいと興味を抱くものは何をもちいてもよいが、開始時は負担を少なくするため準備も簡単で場所を選ばず、短時間でできる構成的なものを治療者が選ぶ。慣れてくれば複数の種目を示し、選択する機会を設ける。症状が安定し、自分の食に対するこだわりについて考えることができるようになれば、食に関する作業も治療的に使うことができる。

治療者に対してまるで関心がないような反応から、次第に、理想化、甘え、反抗、わがままなど両価的な言動が見られるようになる。そうした言動は、見捨てられることに対する不安、脆い自我を護ろうとする強い防衛の現れ、もしくは抑圧されていた自己の現れと考えられる。わずかなことで急変する言動に振り回されることなく、対象者の健康な部分を評価し、一貫した対応を続けることが信頼を生む。

摂食障害の患者は対人関係に過敏で、体重や体型、拒食や過食、嘔吐のあるなし、家族の協力の程度など、他の患者との違いに対して、敵対的、被害的、排他的、あるいは自責的になりやすい。また、作業に関しても、取り組もうとしなかったり、すべて代わりにさせようとしたり、何もかも自分でしようとし過剰に続けたり、こだわりや確認、強迫的な行動などが見られる。完璧主義のなかにある不安や自信のなさの現れと考えられ、適度な関心を示しながら一定したかかわりを保ち、過剰な活動やこだわり、強迫行動に対しては、無理なく楽しむ時間を共に過ごすなかで、プライドを傷つけることなく現実的な対処をするとよい[10]。

二．回復期の関与

ラポールがとれ、自分で作業を選んだりするようになれば、個別的かかわりから他者が居るパラレルな場で、周囲に気遣うことなく活動するといった体験を多くする。道具の準備や片づけなど、自分がおこなうことに責任がもてるようにする。関係ができてくると、わがままとみられるような言動が現れるが、受容的に接しながら、導入期の限界設定を再確認し、受け入れられないことはきちんと伝える。作業療法でおこなったこと、できたものを受けとめ、認めることが信頼関係につながる。

パラレルな場では、他者が作品に関心を示したり称賛するといったことが自然に見られる。作業や作品、治療者を介した他者とのかかわりが、自己愛を満たし、活動を楽しみ、自己愛を満たし、自尊感情を育む機会となる。また、失敗してもなんとかなるという体験などにより、こだわりや強迫的な構えを少なくし、自分なりの価値観や生き方、ひととのかかわり方を見いだせるように援助する。

少し積極的な治療的介入を担う場合には、①病的な問題対処・不適応行動を適応的行動がとれるようにする、②症状を含む身体表現をことばで表現できるようにする、③歪んだ自己概念を改善する、といったことが目的となる。治療の初期からグループをもちいることは難しいが、同じような問題をもつ者との小グループプログラムがあれば、時期をみて導入するとよい。

精神作用物質による障害

精神作用物質による障害は、摂取すると中枢神経系に作用し快反応や知覚の変容などを引きおこす物質を摂取することで起こる精神と行動の障害をいう。精神作用物質としては、アルコール、アヘン、大麻、鎮静薬または催眠薬、コカイン、覚醒剤・カフェイン、幻覚薬、タバコ、揮発性溶剤などがある。

酒やコカイン・大麻などの精神活性物質と人間の関係は古く、メソポタミアのシュメールで紀元前四〇〇〇年にビールが造られていたという記録もある。精神作用物質は摂取すると、一時的に不安や緊張を回避でき、抑制が取り除かれ、少し多幸的な気分になるため、次第に使用量が増え依存を引きおこす。

依存によって生じる精神および行動の障害の総称が依存症である。アルコール依存症を例にあげると、その臨床的類型は一次性と二次性に分けられる。一次性の依存症は、長期にわたり常習的に飲酒を続け依存症となったもの。精神的依存から身体的依存にまでなり、慢性的な内臓疾患をもち、生活が崩壊している者が多い。二次性の依存症は、強いストレスや不安から逃れるためにアルコールを飲むようになって依存状態になったもので、大きな失敗や死別といった喪失体験などの心因を機に発症する状況反応性、精神的障害における不快を逃れるための飲酒による症候性、シンナー摂取など非行型の社会病質性がある[11]。
依存症は、本人にとっての身体的精神的障害に加え、他の精神障害以上に家族にとっての障害、社会的な障害を抜きには考えられない問題を含んでいる。

何が体験されるのか

アルコールであれば、飲み始めると適量で止められない、肝疾患や糖尿病などで医師から注意を受け、身体に悪いとわかっていても飲んでしまう。ひどくなると仕事がない日は昼夜を問わず飲み、酔えばそのまま寝て、目が覚めればまた飲むといった酒浸りの生活になる。食事もきちんととらず、ご飯の代わりに酒を飲み、次第に身体が衰弱する。

そのため、代謝異常、消化器障害（胃炎、肝炎、肝硬変、潰瘍など）、循環器障害（心筋障害）、神経障害（知覚異常、小脳変性）、内臓障害と栄養障害による体力の低下や四肢末梢の筋力低下による運動障害など、全身にわたる身体的障害が見られるようになる。また、注意集中力の困難、記銘力の低下、精神作業能力低下から認知症に進行することもある。

アルコール嫉妬や幻覚なども見られ、長期にわたる飲酒の場合には、酒をやめると、手や舌、瞼のふるえ、嘔吐、脱力、衰弱、頻脈、発汗、不安、抑うつ、焦燥感など離脱症状（いわゆる禁断症状）が現れる。数日間で消失するが、軽く飲めば消えるため、また飲むという悪循環に陥る。

重篤な離脱症状としては振戦せん妄がある。薬物の場合には、薬物使用中止後にも、薬物使用時に見られた知覚性の錯覚、離人体験、不安・緊張、幻覚などの症状が出現するフラッシュバックといわれる現象もある。

そうした本人の心身の機能的な障害とともに、日常の生活面では、身体機能の障害により、作業能率の低下など仕事にも影響するようになり、生活の乱れや破綻から児童虐待、配偶者の虐待、夫婦間の暴力、その結果としての離婚や別居といった家族そのものの崩壊につながることも多い。依存症による生活上の障害は、自分と家族の生活すべてを巻き込む障害といえる。特に子どもの生活への影響は無視できない問題で、学校に行かなくなったり非行に走るなどの問題を引きおこすことが多い。また、依存症が母親の場合であれば、胎児への影響も大きく、発達に障害をもった子どもが生まれやすい。無事に生まれても育児が十分できないため、発育過程でさまざまな心理的な問題を引きおこす可能性が大きい。

社会生活面では、依存物質の使用にともなう交通事故や、仕事上の事故、欠勤、作業能率の低下、対人関係の問題などにより、社会に大きな迷惑をかけ、転勤や失職、社会的信用の失墜、家族や社会からの孤立化、といった社会的な不利を引きおこす。そのことがアルコールなど依存物質への逃避をさらに強めるという悪循環がある。

原因と一般的な治療

依存症は、依存しやすい個人の性格的な要因が基盤にあるとされていたが、家庭や職場、生活環境や地域性、生活が一変するような不慮のできごとなどの環境因をきっかけに家庭や社会生活、経済面で困難な状態に陥ったことによる人格や行動の障害と考えられる。

急性期の症状に対しては、離脱時の薬物による身体的治療、慢性的な依存症状に対しては、本人の「意志の問題」が深くかかわるため、再発予防のための治療、依存につぃする心理社会的リハビリテーションが重要になる。

再発予防については、自分だけでなく家族や社会にまでおよぶさまざまな問題に対する自覚が必要なため、指示的な手段に始まり、洞察、訓練といった広義な精神療法的手段が必要になる。加えて家族指導、アルコール依存症に対する断酒会など自助グループの利用など、依存症に対する治療は他の精神障害以上に総合的、教育的なプログラムが必要である。

作業療法の実際

作業療法は、そうしたさまざまな治療プログラムの中で、回復過程において身体機能の回復や職業準備訓練、社会の一員としてもう一度社会に戻るための適応技能訓練などを目的にかかわる。

一．急性期から回復期にかけて

急性状態では、身体機能の回復と離脱症状に対する治療が主で、作業療法は回復期における訓練・指導にむけた動機づけをしておく。

離脱症状が治まると、身体機能の評価や作業に対する精神的耐性、身体的耐性、作業遂行能力、対人特性などの評価をおこなう。統合失調症などの作業療法導入と異なり、他者との協力が必要になるものや工程の複雑な課題作業を少しずつ取り入れ、集団の他のメンバーとの交流の機会を多くする。

そのなかで、

- 基礎体力の回復、改善
- 作業に対する精神的耐性、身体的耐性の向上
- 集団凝集性を高め、他者と協調的に行動する体験
- 利他行為による自己尊重の向上
- 自己能力の現実認識
- 酒害や薬害に対する自覚と断酒や断薬に対する教育

を図る(12)。

回復期初期には、依存症にともなう人格特性の二面性が顕著に現れることが多い。他者に認められ必要とされることを求めて、治療者に対する過度に従順な態度や、作業に対しても過度ながんばりがみられることがある。一方で、自分が依存しているということを否認するような強がりをみせたりもする。こうした言動に対しては、普通の努力でよいということを示し、治療者も過剰な言動に影響されない対応が必要である。

また、自分の身体機能や作業能力を超えた行動や要求もみられるので、基本的な能力の評価が必要である。そして、スポーツなどは、適応的なアクティングアウトとして、また他者との協調性の体験として有用であるが、身体機能の低下から疲労しやすいため、過剰な運動にならないよう注意が必要である。

二．再発の予防にむけて

回復期後期には、退院後の生活に焦点をあてた指導を中心におこなう。家族の受け入れや復職、再就職といった現実的な課題もあり、そうしたことに対する自信のなさや不安から依存性が高まったりもする。地域社会への復帰に対する意識をしっかりもたせ、家族や地域社会における他者との関係性の回復をめざし、自分のありのままの能力で他者とつきあい、生活できるようにする。退院後もわずかな気のゆるみで依存物質に手を出し、入退院を繰り返すということが多い。退院にむけて、自助グループへの参加を促すなど退院後の生活に対する助言指導は欠かせない。退院できる程度まで回復した努力を評価し励ますことが、過剰といえる自己愛を仕事や生活といった社会に承認される行動へと転化する。

退院後は、断酒会など自助グループの利用の有無が再発に大きく影響するため、参加を勧める。

アスペルガー障害

アスペルガー障害（またはアスペルガー症候群）は、精神医学的診断基準としてカテゴリー分類がなされているが、その概念は確定的なものではない。知的障害がない自閉症といわれるように、発達の障害はあるが、遅れではなく偏りにあたる。

何らかの生物学的機能の基本的な問題をもっている可能性が高い者が、発達過程における環境との相互性のなかで示す現象で、発達の過程で病態像は一定せず、発達にともない診断が変わることが多い。小学校低学年では注意欠陥多動性症候群（attention deficit hyperactivity disorder：ADHD）や学習症候群（learning disabilities：LD）の疑いといわれた子どもが、成長するにつれ統合失調症の疑いと診断され、思春期になってアスペルガー障害に変更されるといったこともまれではない。

こうした病態像のとらえにくさが、知的障害のない高機能広汎性発達障害の特徴ともいえる。

一歳から三歳頃に、表情が少なく視線が合わない、反応が少ない、他者のかかわりを避ける、遊びの偏りが見られるなど愛着行動の乏しさなど自閉症児と同様の傾向が見られるが、多くは学童期以後に気づかれる。知的な遅れがないため、多動性や同一性保持傾向など部分的に問題はあるものの、基本的な生活習慣はほぼ自立する。

何が体験されるのか

青年期は、だれも身体的・性的成熟にともなう心理的攪乱により、不安定になる時期である。状況の変化や言葉の背景を読みとることが苦手で、時間をかけて自分流のルールを作り上げなんとか安定してきたアスペルガー障害がある人たちも、この時期に不適応を起こしやすい。同年代の若者たちが何を考えて行動しているのか、これまでの距離のとり方やルールが通用しなくなるためと思われる。

アスペルガー障害を含む高機能広汎性発達障害（PDD）では、『こころの理論◀注4（心の理論）』がうまく機能しないといわれるように、他者の気持ち（心情）や状況、立場を適切に類推することができないため、周りから誤解されやすく、また本人も周りを誤解しやすい。そのため、コミュニケーション上のトラブルから対人関係に問題が生じる。対人関係、コミュニケーション、物事への興味・関心に自閉症と似た傾向が見られるが、知的な障害や言語機能に障害があるわけではない。

他者とかかわりながら、その場や状況に適した言動がうまくとれない。たとえば、暗黙の了解、すなわち社会常識やマナーがわからず、場の雰囲気や状況、相手の反応を読みとることができない。そのため、リードしてくれる年長者や、指図すれば自分の思い通りにしてくれる年少者とは遊べるが、共感、情緒の共有が成りたちにくく、友達のような対等な関係はほとんど見られない。また、状況に応じた臨機応変な対処は苦手で、新しいことや不測の事態で混乱しやすいため、定型的、常同的、反復的な作業を好む傾向がある。日常生活はルーチン化すれば安定する。興味が限定され、得意・不得意などの偏りも大きいが、特定のことに独特の才能を示す者も多い。

コミュニケーションでも、語彙は多く一見物事に対する理解があるような話し方をする割には、内容はよくわかっていない。あいまいな表現や比喩表現、慣用的表現など言葉の裏の意味が理解できず、文字通りに解釈し、表層的で会話が深まらない。

こうした言動の特性から、周りにはその独特な言動が理解されず、本人も周りがどうしてわかってくれないのかがわからずに困る。

原因と一般的な治療

アスペルガー障害は、そのメカニズムが十分解明されていないが、脳の機能障害という見方が通説になっている。他の精神疾患を合併していることがあり、そうした合併症や二次的な精神機能の障害に対しては、薬物が対症療法的に効果がある場合があるが、薬物療法や精神療法など通常の精神障害に対する治療で解決されるものではない。

自分の特性を知り、得意な側面を生かし、苦手なことは無理をしない近づかないなど特性にあった生き方を身につけつけることが必要である。しかし、そうした自分の理解や社会的なスキルをの獲得には時間もかかり、その間のストレスも大きいため、ストレスケアが欠かせない。そして、ストレスを少なくするという意味でも、家族をはじめ周囲がアスペルガー障害を理解しサポートすることが大切である。

作業療法の実際

アスペルガー障害に類する人たちは、社会性や認知面、コミュニケーションなどにおいて、通常の社会生活からすると支障となるような特性があり、偏りはあるものの基本的知能は一般の平均より高いことが多い。また、こだわりや本人なりのルールがあるが、興味のあることに関しては、ねばり強く取り組み、完璧さを求め、高い成果を上げる者もいる。

作業療法では、こうしたアスペルガー障害の特性を理解し、社会生活での支障を少なくするような援助をおこなうことになる。

一．作業療法の導入

会話の文脈や言葉の行間を読むということが難しいため、作業療法の導入にあたっても、実際に作業療法をおこなう場で具体的に物を見ながら説明し、いくつかの作業を実際に試みてもらい、自己決定の機会を保障するといった工夫をする。

興味・関心がもてることが見つかれば、治療・援助の目標や、時間、道具や材料の扱い方など、作業療法を利用するうえでの約束ごとを具体的に取り決め、枠を明確にする。

また、道具や素材を通常とは異なる使い方をすることがあるが、単なる思い込みや実験的な試み程度にしか認識していないことが多いため、事故につながることのないよう、リスクへの注意も必要である。

二．対応の基本

他者との共同作業が苦手なため、導入期の活動は個人的な作業になることが多いが、治療者と一対一でおこなうより、ひとと場を共有しながら同じことをしなくてもよいという制約の少ないパラレルな場をもちいるほうがよい。

パラレルな場における作業に対して、相互に確認が可能な取り決めをおこなう。道具や素材の準備や片づけ、時間や道具の使用などについて、社会規範にそったルールやマナーも事前に伝え、できたことは評価しポジティブにフィードバックする。

含みのある対処はその意味が十分理解されないことが多く、また否定的な言動や叱責に対して過敏で、理解や反省より不快体験になることが多い。そのため何か問題が生じその行為を止める場合には、具体的にその行為がどのように問題で何が困るのかを説明し、そうした行為を禁止する。他者とともに過ごす場でしてはならないことはきちんと示す。そして、何を試みてみたかったのかを聞き、許される条件の提示や別な工夫を一緒に検討するといったことがなされるとよい。[13]

このように、できたことを認め、長所を見つけて誉め、ひとと場を共有して過ごす、自分のしたいことがひとに受け入れられるという体験のなかで、少しずつ、自分の苦手な場面への適応的な対処が身につく。行動変容を図るより、状況に対する適応的な回避の仕方を学ぶことが主となる。

注

1　ニューギニアの奥地のように統合失調症が存在しないという報告もある。文化的環境による発症率の低さも考えられるが、統合失調症の体験を病気として扱わない文化の影響と思われる。

2　多因子遺伝要因とは、遺伝性だがメンデルの法則には従わず、複数の遺伝子群が環境との相互作用で相乗的に影響しあって発現しているという考えによる。

3　大うつ病の「大」は、major の訳で定型的で中心的なという意味。

4　一九七八年にデビッド・プレマックとガイ・ウッドラフが提示した概念で、他者が自分とは異なる見方や気持ちをもっていることを理解したうえで、他者の心理や感情を自分と照らし合わせながら推測できる精神機能。

文献

（1）山根寛（二〇一〇）統合失調症と生活機能（「精神障害と作業療法」一二三―一三九頁、三輪書店）
（2）下田光造（一九四一）躁うつ病の病前性格について（「精神経誌」四五、一〇一―一〇二頁）
（3）Tellenbach H（1961）Melancholie. Springer, Berlin（3. Aufl. 1976; 4. erweiterte Aufl. 1983）（木村敏訳、一九八五「メランコリー」改訂増補版、みすず書房）
（4）山根　寛（一九九二）作業療法の症例報告躁うつ病（加藤伸勝他編「作業療法―心身障害に対するアプローチ（下）」二二二―二四八頁、創造出版）
（5）大原健四郎（一九七六）うつ病の自殺（笠原嘉編「躁うつ病の精神病理1」一九六―二二〇頁、弘文堂）
（6）山根　寛（一九九七）「ふれない」ことの治療的意味―汚言に葛藤する患者の対処行動と自己治癒過程より（「作業療法」一七、三六〇―三六七頁）
（7）山根　寛（一九九七）境界例に対する作業療法の原則（「OTジャーナル」三一、五八五―五八八頁）
（8）Winnicott DW（1971）Playing and Reality. Tavistock Publications, London（橋本雅雄訳、一九七九「遊ぶことと現実」岩崎学術出版）
（9）下坂幸三（一九九九）拒食と過食の心理、岩波書店
（10）山根　寛（二〇〇二）精神障害にともなう食の異常・障害へのアプローチ（山根　寛・加藤寿宏編「食べることの障害とアプローチ」二一〇―二三五頁、三輪書店）

（11）斉藤　学他（一九八二）アルコール臨床ハンドブック、金剛出版
（12）山根　寛（二〇一〇）物質関連障害と作業療法（「精神障害と作業療法」第三版、一五五－一五八頁、三輪書店）
（13）山根　寛（二〇〇五）アスペルガー症候群（障害）と作業療法アプローチ（「精神認知とＯＴ」二（二）、一一〇－一一四頁）

第五章　作業療法臨床のコツ

作業療法は、働き、遊び、楽しみ、休む、そうしただれもが日々おこなっている日常的ないとなみ、生活行為を治療・援助の手段とする。モデルや技法として構造化された介入手段をもちいることもあるが、基本的に日々のくらしの中でおこなう生活行為や作業を通して働きかける。できる限り生活している場もしくはそれに近い環境と、日常的に使用される器具や素材を工夫してもちいることが特徴である。

そうした生活そのものといえる生活行為や作業（real occupation）をもちいることの特徴を生かすには、脳の機能からすれば、対象者自身が、取り組んでいる作業を治療と思わず、日々のくらしの中でおこなっているように、自然な形でおこなうことが自然であり、高い効果をもたらす。

もちろん、心身の基本的な機能の回復を狙う初期には、意識して身体をもちいるということが重要である。しかし、身体による体験を通した学びにとって、できるだけ日常の生活行為における脳機能の活動状況で作業することが、その人の身体と中枢神経系の関係をもっとも自然に機能させることになる。そのため、作業療法では、生活機能の障害の有無や大小に関係なく、対象者が自分自身の身体を使って、主体的に生活に必要な生活行為を試みることを通して、自分にもっとも適した方法で作業をいとなむことができるよう手を添える。

作業療法士は、自然な生活行為、脳機能活動を通して、対象者自身が自分の状態を判断し、自分の認知の歪みや動作・行為の不自然さに気づくことができるよう援助する。そして対象者自身が、それまでの方法とは異なるオルタナティブな方法を試みたり、それまでの生活のありようを修正することで、生活の再建と適応にむけて、その人なりの方法で必要な作業がおこなえるように助け導く。作業療法士の存在や作業療法士がかかわることが、不要な脳機能活動を引きおこす原因になってはならない。

それでは、作業療法の原則を示し、作業療法臨床のコツをいくつか紹介して、本書の最後の章とする。これらのコツはハウツーを求める人には申し訳ないが、マニュアル本にあるたぐいのコツとは少し違う。これらは、作業療法の臨床から見いだされた、身体を通した「確からしさ」を示すもので、これから学ぶ人より、行き詰まるまで臨床で作業療法を体験している人が、行き詰まりの壁を抜けるときに役立つコツである。

そのためには、以下の原則に従って作業をもちいるとよい。

作業療法の原則

一、作業療法は、基本的に生活に即した場でおこなう
二、作業療法は、対象者の具体的な体験（作業）を通した生活技能の（再）学習である
三、作業療法は、対象者が主体的に取り組むときにその効果はより高くなる
四、作業療法は、自然な脳機能活動として進められることでもっとも高い効果が期待される
五、作業療法は、ストレングスモデルを基本とする
六、作業療法は、そのプロセスがリカバリー支援である
七、もちいる作業は、生活の構成する日常的ないとなみを第一とする
八、作業は、対象者が自分の状態を知る手段である

主体性は奪わないもの

まず最初の作業療法臨床のコツは、「主体性は奪わないもの」ということについて。

リハビリテーションの治療医学との大きな違いの一つに、リハビリテーションは対象者自身の主体的な取り組みによって成りたつことにある。作業療法に限らずリハビリテーションは、対象

者がいかに主体的に取り組むかどうかが、その効果に大きく影響する、対象者が主体的に取り組まないと成りたたないからだ。そうした特性からか「主体性を育てる」ということが目的にあげられたり、語られることがある。

しかし、主体性は他人が育てるものだろうか。育てることができるものだろうか。書名は忘れたが、主体性は、○○したいという「したいせい」だと社会学者の上野千鶴子が書いていた。言い得ている。

病気や障害の有無にかかわらず、「ああしたい」「こうしたい」「ああなりたい」「こうなりたい」という主体性は、本来生得的にだれにもあるものだろう。病気や障害により、「○○したい」という気持ちをあきらめなければならなかったり、「○○したい」という思いを奪われたから、主体性が機能しなくなるのではないだろうか。そうであるなら、主体性は育てるものではなく、奪わないものなのだ。治療やリハビリテーションにおける治療者主体のウィークネスモデルに基づいた治すというかかわりが、主体性を奪う結果になっていないかどうか見なおしてみる必要がある。

主体性は、奪わないことで、主体性の取りもどしが始まり、主体性の育ちが始まる。

《リハビリテーションサービスを提供する側からすれば、主体性は育てるものではなく奪わないものである。サービスを利用する側からすれば、主体性は「したい」ことをあきらめず実行する気持ちを捨てないことである》

失敗しないことより失敗に終わらせない

そして、「したい」ことをあきらめずに実行できるようにする。主体性の取りもどし、主体性の育ちが始まる、そんな支援のコツの一つは、「失敗しないことより失敗に終わらせない[1]」ことである。

ひとは失敗を通して学ぶといわれるが、本当にそうだろうか。失敗を通して学ぶには、失敗を生かすことができるだけの前提となる条件が必要ある。たとえば若さや体力、目的をもった強い意志などがある場合には、行き詰まることなく物事が進むより、多少の困難や失敗に出会うほうが、学びの効果も大きくなる。

しかし、リハビリテーションの対象となる人たちは、こころやからだの病いと生活の障害という大きな困難を抱えている人たちである。失敗を生かすことができる前提条件が限りなく失われている人たちともいえる。そうした人たちに対して、失敗は成功の基、頑張りましょうとはとても言えない。

できれば、もうこれ以上惨めな思いはしたくないと思っている人たち。そうした人たちにとって、失敗の繰り返しは、「どうせわたしはだめなんだ」と思う、生きる意欲の喪失につながりかねない。

ここで考え無ければならないのは、そもそも失敗とは何かである。「また、失敗した」というとき、その失敗と思う多くのことは、だれかが何かの判定のために決めた基準、もしくは自分がこうでなければと抱いているイメージとしての目標に合わないということだけのことではないだろうか。そうであれば、人が決めた基準や自分が思い描いていたものと多少違っていても、結果的に「何とかなった」「これでもいいんだ」という思いをもって、作業を終えることができればいいはずである。「失敗をしない」とは、失敗をしないようにするのではなく、失敗に終わらせないようにすることがコツである。

このような失敗に終わらせないことによる「よりよい体験」の積み重ねが、ひとに達成感や有用感、さらには自己肯定感をもたらす。「よりよい体験」とは、鎌倉が作業の意義において「障害軽減の手段」、「技能獲得の目標」と並べてあげた「よりよい作業体験としての実存(3)」にあたる。何かを学ぶ、身につけるときには、重要なモチベーションの基盤ともいえる好奇心、意志・意欲、環境やよい助言者、成功体験といったことなどが大切である。しかし、努力したり、耐えて持続しなければならない状態においては、それ以上に「よりよい体験」が大きな意味をもつ。

機能が改善されたり、何か特別に身についたわけでもない、しかし、作業をして過ごすことが、そのまま生きることにつながる。そうした時間があるからこそ、病いや障害を生きる自分を受けとめ、あきらめることなく生きることができるのではなかろうか。

《病いを生きる人が主体的に物事に取り組むようにするには、失敗を避けるより失敗に終わらせないことによる「よりよい体験」の積み重ねが大切である》

できないことよりできることから

失敗に終わらせない「よりよい体験」の積み重ねは、「ウィークネス・モデル（二章参照）に基づいた訓練指導より、「できること（ability）」や「可能性としてできること（capability）」に目をむけ、できることを伸ばすストレングス・モデルに基づいたかかわりが中心になる。機能回復に向けた訓練や指導がよくないということではない。不適切な生活技能の修正や未経験な生活技能の習得などには、目的と期限を明確にしておこなう、認知行動療法などのモジュール化された関与が効果的な場合も多い。

しかし、長期に療養しながら生活技能を習得したり改善する場合や、失敗を生かすことができる前提条件が限りなく失われている人たちにとっては、できないことをできるようにするはたらきかけは、大変なストレスになることが多い。

《できないことをできるようにする努力より、できることを伸ばし、できることを生かすほうが、ひとは主体的に取り組む。そのほうが、生活機能全体としての生活障害は少なくなる》

配慮はしても遠慮はしない

「慮」は「おもんばかる」と読み、あれこれ思いを巡らすことをいう。その慮も、相手の気持ちを深く思いやり心を配れば配慮、言いたいことやしたいことを遠ざけ控えれば遠慮になる。「配慮はしても遠慮はしない」、このことばを、わたしが自分に言い聞かせるように、口にするようになったのは、「病いや障害があっても町で暮らす」という運動をしていた土の会活動[注1]のときのことであった。

「土の会」は、一九六〇年代の終わりに、山口県の小さな田舎町で誕生した。自分の生き方は自分で決める自由を求めて、施設を出た木村浩子さんとその友人、家族から独立した仲間、重度障害者三人組の、ささやかで精いっぱい共同生活がはじまりだった。六畳二間の共同生活、生まれて初めて作ったカレーの味、すべてがみんなにとって感動で、新しい体験だった。

「五体満足な人がうらやましい。わたしたちは、したいと思うことが自由にできない、行きたい所に行くことができない」という重度の脳性麻痺の人たち。その「〇〇したい、それができない」という歯がゆさと思いに何とか応えようと、数人の仲間たちと、身体の障害がある人たちの生活を支援するようになった。大学のある広島市内から、毎週末、普通列車を乗り継いでその町まで通った。障害についても、その人たちの生活についてもほとんど何も知らなかったが、ただ若さと何かしなければという思いだけで始めた。

そうして始めた生活の支援は、日々の生活における衣食住から外出の支援、住まいの改造と、求められることはつきることがなかった。若さに任せて、可能な限りできることはすべておこなった。しかし、そうした無理は長くは続かない。一年二年と経過するなかで、疲労困憊し行き詰まってきた。自分たちの生活時間を犠牲にとはいわないが削るしかない行き詰まりのなかで、思わず口に出たのが「障害がない者が引け目を感じて遠慮するのはおかしい、皆同じや。身体に障害がなければ何でもできるわけじゃない」という言葉だった。自分たちの勝手な思いで始めておきながら、ずいぶんと配慮に欠ける勝手な物言いである。疲れ切って、先が見えなくなったときのことだった。

手を貸すほうも、手を貸してほしいと頼むほうも、何をどこまでしたらいいのか、どこまで頼んでいいのかわからない、お互いに初めての手探りのなかでのことだった。障害の有無を超えて、ひととして平等であるとは何か、まだリハビリテーションということも、ノーマライゼーションということも聴いたことがなかった時代の体験だった。

そして、「障害がない者が引け目を感じて遠慮するのはおかしい、皆同じや」ということばが生んだ気まずい緊張感のなかで、わたしたちは本気で話し合った。考えた。不自由さが少ないほうが援助する、支障がある者が援助を求める。そのいずれであっても、遠慮が過ぎて、言いたいことやしたいことを抑えすぎれば、相互のかかわりは長くは続かない。遠慮せずに頼み、無理なことは遠慮せずに断ればいい。ただそれだけのことに気づき、それでいいのだと思えるようになるまでに、ずいぶん時間がかかった。

《「配慮はしても遠慮はしない」。共生社会、共に生きるということがあらためて世の中のキーワードとして必要になった時代、自分が手を貸すときにも、手を貸してほしいと頼むときにも、このことばを自分に言い聞かせている》

正すより、添ってみる

機能的に何も異常はないが、「手に力が入らない、手が動かない」と訴える身体化障害がある人、これから本当の社会生活が始まるという思春期から青年期にかけて発症し、生活経験が十分ないため自己能力の現実検討が不十分なまま就労活動で失敗を繰り返す人。決して嘘を言っているわけではないが、いずれも客観的な事実とは異なるが、事実を告げて正そうとしてもうまくいくことはない。

そうした場合に、治療援助にあたる者は、客観的事実で正そうとするより「正すより、添ってみる」とよい。器質的な障害はないのに「手に力が入らなくて何もできない」という身体化障害、「やればできる」早く退院して働きたい」と言う社会生活経験が乏しい統合失調症の青年。そうした人たちの訴えの多くは、自我防衛が背景にあったり、根拠のない自信は判断に必要な体験がないため劣等感情の裏返しのように起きる自己肥大感などによるものと考えられる。真実ではないが、その人にとっては事実．嘘を言っているわけでもない。そうした場合は、生じるリスクの予測と対処を想定しながら、その人が望む方向に寄り添ってみる。そうして本人の気づきを待つ。気づきにくい場合もかかわりの当初はやはり「正すより、添ってみる」ほうがよい。

「説得より、納得」と言われるように、病いがあろうがなかろうが、ひとは自分の体験を通して、現実を認識するものである。ましてや、病い故の自我防衛や現実認識のなさに対しては、単に失敗体験に終わらせないような配慮の基に、体験を通して納得する道が、急がば回れ、一番の近道である。

《行き詰まりが予測される場合も、試みて初めてわかるもの。失敗したときに「ほら、わたしが言ったとおりでしょう」と追い詰めない。「正すより、添ってみる」とは、対象者が体験を通して気づき本当に必要な試みを見いだすことへの寄り添いのコツ》

作業を生かす言葉、言葉を生かす作業

ひとが作業をする。自分の手で道具を操って対象（素材など）に働きかける、身体を使うこと

で、その経験が学習体験となる。[1,2] そのため、言葉によるイメージの世界のやりとりより、実際におこなってみる体験への誘いが必要になる。そうして体験に誘うことができても、単に体験しただけでは、たとえそれが能動的な身体の活動であっても、知覚のカテゴリー化が適切になされなければ、表象形成[3]にはいたりにくい。体験を生かす、すなわち体験されたことが、自分はこういうことをしたのだと意識化されるような声かけが重要になる[4]。そして、感じ意識化されたことが一つの意味ある体験としてまとまり、身の内に収まるような、体験を生かすことばによって、初めて体験したことが表象形成される。

たとえば、不安や緊張から自分の身体が受けているはずの感覚を遮断することで混乱を避けている人との散歩をイメージしてみよう。「先日植えたジャガイモの芽が出ましたよ」（散歩という作業体験に誘うことば）、「寒くはないですか」、「足下気をつけてくださいね」という話しかけ（五官を開くことば）に、身体が受け取っているだろう感覚に意識がむけられる。散歩が終わり部屋に戻って一休みしてお茶を飲む。「今日はいつもより少したくさん歩きましたが、疲れませんでしたか」、「まだ少し風が冷たいけど、気持ちよかったですね」（体験をまとめ、身に収めることば）、その日体験したこと、体験を通して感じたことをことばにする。

そうした作業による体験を生かすことばをどのようにかけるかということと、このような働きかけとしてのことばが生きるためには、共有体験、類似体験が必要である。お互いが共通に体験した（している）こと、もしくは類似の体験をした経験があれば、「ほら、あの感じっていいね」「あれはちょっとね」と、その体験における身体感覚レベルの生理的共通性を基盤に、具体的な言葉がなくても代名詞だけでコミュニケーションが成りたつ。さらに、体験の利用にあたっても、もちいることばは定義された意味記号としてのことばより、身体感覚レベルの共通性に基づく、いわゆる感覚言語（身体感覚に基づいた言語）のほうが望ましい[5]。

作業による体験を生かす言葉をかける、そしてそのかける言葉を生かすために必要な作業体験を事前にアレンジする、そうした言葉と作業体験が相補って機能するようなかかわりができることが、他の療法にはない作業療法の特異性といえよう。

《体験したことが表彰形成されるには、知覚のカテゴリー化を助ける言葉がけが必要。作業はするだけでなく、その体験を生かすために適切な言葉をかけ、かける言葉を生かす作業を工夫する。作業をもちいる療法、臨床のコツ》

身をもって知る、わかる

これは、作業をもちいる療法の最大のコツといえるものだが、作業的存在と言われる人間の生活すべてにおける普遍的なことである。ただ、脳と身体というように、機能的に分けて考えるとき、一般的には仕方ないとしても、専門家であっても、ややもすれば脳機能優位に考える傾向がある。

もう一度一章「身体と作業」の、「自分の状態や自分がおかれている環境の状況を判断する情報も、その判断の尺度となる情報も、すべてわたしである自分自身の身体を介したもの」という事実を思い出してほしい。状況の判断、その確からしさは、すべて身体を通しておこなう目的のある作業を通してなされる。社会生活技能訓練（social skills training：SST）や心理教育、認知行動療法など言語やイメージをもちいた技法は、有効性が認められている技法であるが、言語やイメージを介した介入が効果を生むには、対象者にその働きかけを認識し判断するための類似体験が必要である。

決して経験至上主義ではなく、言語やイメージでモジュール化された技法を否定するものでもない。言語やイメージの世界で混沌とするよりは、実際におこなってみる、「一見は百聞にしかず」以上に、「一行は百見にしかず」ということも体験してみるとよい。

《ひとは実際に自分の身体を操って体験することで「ああそうかという確からしさ」をもって実感する。身をもって知ることが適切になされるには、「作業を生かす言葉、言葉を生かす作業」としてのかかわりが必須である》

よい知覚のカテゴリー化

「作業を生かす言葉、言葉を生かす作業」「身をもって知る、わかる」と一連のことであるが、適切な行動、アウトプットには、適切な判断が必要である。そして、適切な判断を下すためには、自分の状態やおかれている状況の適切な把握、すなわち「よい知覚のカテゴリー化」が前提になる。ひとの認知や記憶はあいまいなもので、S君の幻の声のように実際にはないものを感じたり、なかったことをあたかも経験したかのように想い出すこともある。特に、認知機能が低下していたり、不安、緊張状態にあるときには、自分の状態や自分がおかれている環境の状況を適切に判断することは不可能である。

自分の体験をよいものとして自覚する、よい知覚のカテゴリー化には、「身をもって知る、わかる」ときと同様に「作業を生かす言葉、言葉を生かす作業」の場合と同じかかわりが必須である。すなわち、作業を介してかかわっている者（セラピスト）の言葉がけにより、対象者にとって体験がどのような意味をもった体験として表彰形成されるかが決まる。

《ひとが自分の生活行為や体験をどう自覚するかは知覚のカテゴリー化次第。よい体験としての自覚、よい知覚のカテゴリー化は、かかわっている者（セラピスト）の言葉がけによる》

人の脳を使う

熟考は大切だが、一人で考えても堂々巡りになったり、思考停止状態になることがある。そんな時には、自分が思い悩んでいることや行き詰まっていることを人に話してみるとよい。「人の脳を使う」とは、ただそれだけのことであるが、自分一人で行き詰まっているときのもっともよい方法である。

一人で考え悩むより考える視点が増えるだけでなく、人に自分の思いをわかってもらおうと話すことで、自分の考えが整理される。ときとして、話を聞いてくれた相手が一緒に考えている間に、解決の糸口が見えることがある。それが「人の脳を使う」ということの効果。ただ、うまく「人の脳を使う」には、自分で行き詰まる程度まで考えるということが必要。何も考えずに最初からひとに頼ると自分の脳が機能しない。

集団療法や回想、グループワークなどひとの集まりを利用するプログラムがいい形で機能しているときも、この「人の脳を使う」ことが機能している。

早く短いにとらわれない

この本でも、急性期の症状（陽性症状）を早く収めて、入院は短く早期に退院することを是としているが、それは、遷延化や慢性化を防ぐものであって、早く短ければよいというものではない。心の病いには、混乱が収まればしっかりと心身を休め、現実の生活に戻る心身の機能を回復し、少し自分に生じたことを受けとめるのに多少の時間を要するというか、時間をかけたほうがよい病いや状態もある。うつ病や統合失調の一部の人を見ているとそう感じるときがある。

もちろん時間を要するといっても、何年も未治療で引きこもっていたり、混乱が続いていた人を除けば、一年を超す時間は必要ないし、それを超えれば別な問題が生じる。最長一年以内、できれば半年くらいまでという時間のゆとりがあるとよい。

ただ、このゆとりに時間を意味あるものにするには、療養環境が大きく影響する。しっかり休み、ゆっくりと自分と身体の関係を取りもどし、身体を通して現実感を回復する。自らの生活行為や作業による試しを通して、自分にとっての確からしさを身をもって知る。自己効力感の確認や自分の機能の現実検討にあたる。そうして、同病の人やメディカルスタッフなどの専門職、家族や友人、自分以外の「人の脳を使う」ことで自分のこれまでとこれからを考える糸口をつくる。それができれば、退院して、実際の生活を通してゆっくりと自分のありようを定めていく。それがリカバリーの道のはじまりではないだろうか。

注

1　「土の会」は、一九六〇年代の終わりに、山口県の小さな田舎町で誕生した重度障害者の共同生活で始まった。自分の生き方は自分で決める自由を求め施設を出たり、家族から独立した人たち。「人は土から生まれ、土に還る」、すべてを受け入れ消化し、芽ぶきを助け、育んでいく「土」、そのような役割をする集まりでありたいとの思いから、「土の会」と名づけられた。詳しくは、『木村浩子・山根寛共著、土の宿から「まなびやー」の風がふく、青海社』。

文献

（1）山根寛（二〇〇五）学習と作業活動（「ひとと作業・作業活動」第二版、五三–五五頁、三輪書店）

（2）山根　寛（二〇〇五）身体性–からだを使う（「ひとと作業・作業活動」第二版、七三–七九頁、三輪書店）

（3）種村完司（一九九八）心–身のリアリズム、青木書店

（4）山根　寛（二〇〇五）かかわりのコツ（「ひとと作業・作業活動」第二版、一八三–一八九頁、三輪書店）

（5）山根　寛（二〇〇五）コミュニケーションと作業活動（「ひとと作業・作業活動」第二版、五五–五八頁、三輪書店）

あとがき

二〇一〇年春、金剛出版の中村奈々さんより、作業療法士以外の人にも分かる読みやすい作業療法の書籍をと執筆のお誘いをいただいた。仕事上、いろいろな事情が重なっていた時期で、一冊書き下ろす時間的な余裕がないことを告げると、これまでの著作をまとめる形でよいと踏み込まれ、逃げ切れない何かがあった。きっと、自己課題に触れられたからであろう。それならと、二〇年余りの臨床と教育の中でことばにしてきたものから選択した二二編を整理して『作業療法の知・技・理』をまとめたのが、翌二〇一一年のはじめ、出版されたのが祇園祭の前であった。ほっと一息ついて忘れかけていたころ、中村さんから「あの本は？」と再び。「えっ、あれはまだ依頼が続いているのですか」と、思わず聞き返した。『作業療法の知・技・理』で終わったものと思い込んでいた。しかし、時間（仕事に奪われる日々の時間）に追われながら、自分に残された時間（比較的清明に思考が可能な現世の時間）が頭をよぎる。

作業療法という未開拓の野に足を踏み入れて三〇余年、作業をもちいる療法とは何か、自分が体験した確からしさをどのように伝えればよいか、そのあがきのような言語化の試みのなか、作業する「からだ」から、専門の言葉をもちいない「ことば」がこぼれ出た。そのこぼれ出た「ことば」を集めたものが『作業療法の詩』（青海社）になった。そして、「治療機序」と「治療関係の構築」という作業をもちいる療法の輪郭が、『治療・援助における二つのコミュニケーション』（三輪書店）で少し姿を現した。この執筆の過程においても、論理的な言語にならない「ことば」がこぼれ『作業療法の詩・ふたたび』（青海社）になった。

確からしいと感じたものは何か、「ことば」では伝えきれないものを「ことば」にする旅は、まだ続いている。この『臨床作業療法』もその一里塚。作業をもちいる治療・援助のすべてが、対象者とのかかわりという現実の事象のなかにある。そしてそこから得られる知識や技法、それらすべては、臨床を通した検証を抜きには成り立たない。

表紙の絵は、岩下哲士さん。一歳三カ月の時、急性小児マヒを発病。右脳の機能をほとんど失い、左半身が不自由になるが、小学校時代より絵を習い始め、国内外で個展を開き、作品は小中学校の図画工作や美術の教科書に採用されている。本書出版の話をしたとき、いつものように「僕の絵使ってよ、好きなの使っていいよ」。うれしい、迷わず「仏さま、花や鳥、いろいろなどうぶつ、なかでも仏さまがだいすき」という哲士さんの「仏さま」（1992 watercolor and pastel 109×79cm）を選んだ。

二〇一三年　端午の節句に筆を置く　　山根　寛

はじめ　のっぱら
くさっぱら
ひとり　あるいて
ふたり　あるいて
できたみち
ちいさな
いしころみち
はじめ　のっぱら
くさっぱら

『作業療法の詩』（青海社）より

[著者略歴]

山根　寛(やまね ひろし)

認定作業療法士，博士(医学)，登録園芸療法士

1972年　広島大学工学部卒業
　　　　船の設計の傍ら病いや障害があっても町で暮らす運動「土の会」活動をおこなう。
1982年　作業療法士の資格を取得し，精神系総合病院に勤務
1989年　地域生活支援をフィールドとするため大学に移り，「こころのバリアフリーの街づくり」「リハビリテーションは生活」「ひとが補助具に」「こころの車いす」を提唱し，生活の自律と適応を支援

「こころのバリアフリー」「リハビリテーションは生活」「ひとが補助具に」「こころの車いす」を提唱し，地域生活支援に関わる市民学習会「拾円塾」主宰，日本園芸療法研修会顧問，日本神経学的音楽療法勉強会顧問，日本音楽医療研究会世話人など，作業・活動を治療・援助手段とする多職種連携を推進

現在，京都大学大学院医学研究科人間健康科学系専攻教授
日本作業療法士協会副会長，日本精神障害者リハビリテーション学会理事，日本園芸療法学会理事，「拾円塾」主宰ほか

[著書]

『作業療法の知・技・理』(金剛出版)，『精神障害と作業療法 第3版 ―― 治る・治すから生きるへ』(三輪書店)，『土の宿から「まなびやー」の風がふく』(青海社)，『ひとと植物・環境 ―― 療法として園芸を使う』(青海社)，『作業療法の詩(うた)・ふたたび』(青海社)，『治療・援助における二つのコミュニケーション ―― 作業を用いる療法の治療機序と治療関係の構築』(三輪書店)，『作業療法の詩(うた)』(青海社)，『ひとと音・音楽 ―― 療法として音楽を使う』(青海社)，『ひとと作業・作業活動 第2版 ―― ひとにとって作業とは？ どのように使うのか？』(三輪書店)，『ひとと集団・場 第2版 ―― ひとの集まりと場を利用する』(三輪書店)，『食べることの障害とアプローチ』(三輪書店)，『伝えることの障害とアプローチ』(三輪書店) ほか

臨床《りんしょう》 作業療法《さぎょうりょうほう》

2013年7月1日 印刷
2013年7月10日 発行

著 者 山根 寛
発行者 立石正信

装画 岩下哲士／装丁 臼井新太郎
印刷 平河工業社／製本 誠製本

発行所 株式会社 **金剛出版**
〒112-0005 東京都文京区水道1-5-16
電話 03-3815-6661 振替 00120-6-34848

ISBN 978-4-7724-1318-3 C3011